Intervallfasten

Schnell abnehmen und Fett verbrennen mit Intervallfasten 16/8, 5/2 (Intermittierendes Fasten)

Bonus:
Die wichtige Frage nach der Entgiftung!

Dein Ernährungscoach

1. Auflage

ISBN: 9781791755737

Inhaltsverzeichnis

Vorwort

Lieber Leser, liebe Leserin, zunächst einmal vielen Dank dafür, dass du dir meinen Ratgeber gekauft hast. Ich kann dir wirklich versprechen, dass du diese Entscheidung nicht bereuen wirst. „*Warum*?" wirst du dich jetzt fragen. „*Wie kann der Ernährungscoach so eingebildet sein, und mir das Blaue vom Himmel versprechen?!*"

Nun ja, ich war die meiste Zeit meines Lebens selbst übergewichtig und habe mich eigentlich nie richtig wohl in meinem eigenen Körper gefühlt. Wenn ich zurückblicke, stelle ich leider fest, dass ich fast mein gesamtes Leben lang ohne Sinn und Verstand irgendwelchen Diäten gefolgt bin.

Zwar habe ich es geschafft, sehr häufig viel abzunehmen, allerdings hatte ich, eh ich mich versah, noch mehr Gewicht wieder zugenommen. Dieses hin und her musste endlich aufhören, so dass ich vor ca. 5 Jahren einen festen Entschluss fasste, um ein für alle Mal mein Wunschgewicht zu erreichen und auch langfristig zu halten.

Ab diesem Zeitpunkt gab es nur noch einen Weg für mich: Statt irgendwelchen Diäten zu folgen, ohne zu wissen, was diese in meinem Körper bewirkten, musste ich anfangen mich intensiver mit der Materie auseinander zu setzen.

Infolgedessen wollte ich alles über Kalorien (und die Kalorienbilanz), den Insulinspiegel, die einzelnen Makronährstoffe (Kohlenhydrate, Fette sowie Proteine) und deren optimale Verteilung sowie die Mikronährstoffe (v. a. Mineralstoffe, Spurenelemente und Vitamine) lernen.

Ich erhoffte mir dadurch endlich zu verstehen, wie einzelne Diäten funktionieren, wie unser Körper zu einer wahren Fettverbrennungsmaschine wird und vor allem erhoffte ich mir Strategien, wie ich dauerhaft mein Wunschgewicht halten konnte.

Das Ziel war es die Wirksamkeit von Diäten zu hinterfragen und mit meinem neuen Wissen eine für mich optimal funktionierende Ernährungsform zu finden.

Ich bin immer tiefer eingestiegen und wollte immer mehr über diese Themen wissen. Während sich mein Wissen anfangs eher auf Ratgeber und Bücher stützte, begann ich Schritt für Schritt auch wissenschaftliche Studien zu lesen und zu analysieren. Infolgedessen entwickelte ich mein Wissen im Laufe der Jahre immer weiter. Es war und ist bis heute ein nie enden wollender Lernprozess, den ich vor einigen Jahren angestoßen hatte.

Ich begann unterschiedliche Strategien zu testen und deren Auswirkungen auf meinen Körper zu beobachten. Ich begann an den einzelnen Stellschrauben der Ernährung zu drehen und entdeckte kurz darauf die Leidenschaft zum Sport und im Speziellen zum Fitnesstraining.

Ziemlich schnell merkte ich, was mir die gewünschten Erfolge brachte und mir dabei halfen, eine dauerhafte Veränderung in meinem Leben herbeizuführen, und was einfach nur Zeit- und Geldverschwendung war.

Nach ca. 5 Jahren kann sich das Ergebnis wirklich sehen lassen: Seither habe ich über 20 Kilogramm Fett verloren und konnte mein Wunschgewicht dauerhaft halten. Gleichzeitig habe ich es geschafft, über 15 Kilogramm Muskelmasse aufzubauen.

Nach dieser körperlichen Veränderung fühlte ich mich wie neu geboren. Ich hatte mehr Energie, war selbstbewusster und fühlte mich einfach rundum wohl. Auch die Menschen in meinem Umfeld fingen an, diese Veränderungen an mir wahrzunehmen und begannen mir Fragen zu stellen a la *„Hey Ernährungscoach, wie hast du es geschafft in so kurzer Zeit so viel abzunehmen?“*

Nach und nach begannen sie auch, mich nach Tipps & Tricks zu fragen und meinen Rat einzuholen. Als sich mit Hilfe meiner Tipps auch die ersten Erfolge in meinem Umfeld einstellten, merkte ich plötzlich, was für einen Spaß es mir machte, anderen Menschen dabei zu helfen abzunehmen und sich gesund und wohl zu fühlen.

Das war der Moment, in dem ich zu mir selbst sagte: *„Wenn du solch eine positive Veränderung bei dir selbst bewirkt und dein eigenes Leben sowie das Leben in deinem Umfeld so drastisch verändert hast, warum gibst du dann nicht dein Wissen und deine Erfahrungen an noch mehr Menschen weiter und verhilfst auch diesen dazu, ihr Leben zum Positiven zu verändern?"*

Der Rest ist Geschichte! Ich wurde Ernährungs- und Fitnesscoach und habe bis heute Hunderten von Menschen dazu verholfen schnell, gesund und dauerhaft abzunehmen.

Auch wenn du es mir wahrscheinlich nicht glauben wirst, möchte ich dir dennoch ein Geheimnis verraten: Knapp mehr als die Hälfte meiner Kunden sind Frauen. Frauen, die in den vergangenen Jahren ihren Körper und ihre Gesundheit vernachlässigt haben und endlich aufgewacht sind und etwas für sich und ihre Gesundheit tun wollen.

Aber mal abgesehen vom Geschlecht, mich freut es einfach nur, dass sich immer mehr Menschen dafür entscheiden, sich aktiv Wissen zu den Themen **Gesundheit**, **Ernährung**, **Abnehmen** und **Fitness** anzueignen.

Denn nur, wenn du dir selbst das Wissen über die Ernährung und Gesundheit aneignest, kannst du selbst die für dich und deinen Körper bestmöglichen Entscheidungen treffen.

Dein Ernährungscoach

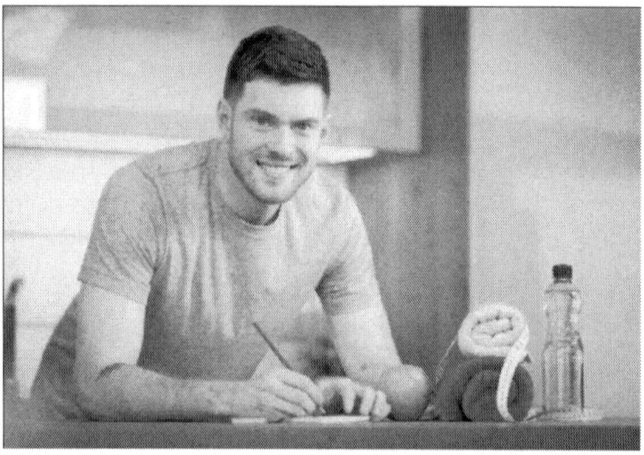

Einleitung

In der heutigen Zeit überschlägt sich die Öffentlichkeit vor neuen und innovativen Diätformen und Abnehmprogrammen. Als jemand, der seit seiner Jugend selbst mit dem Thema zu kämpfen hat, kann ich aus eigener Erfahrung sagen, dass es sich meist um spezielle Diäten handelt, welche zwar kurzfristig zu den gewünschten Erfolgen führen können, jedoch langfristig betrachtet, keine gesunde und nachhaltige **Ernährungsumstellung** bewirken.

Erst als ich vor wenigen Jahren tiefer in das Thema Gesundheit eingetaucht bin, habe ich verstanden, wie sich die Ernährung tatsächlich positiv auf unsere Gesundheit, unser Wohlbefinden und auf unsere körperliche Fitness auswirken kann.

Infolgedessen lernte ich zu erkennen, welche Ernährungsformen ungesund für den Menschen sind und sich kaum langfristig umsetzen lassen. Insbesondere Diäten, welche nur auf einzelnen Lebensmitteln basieren, wie z. B. die Kohlsuppendiät, sind auf Dauer alles andere als gesund für den Menschen.

Meist führen solch einseitige Diäten dazu, dass dem Körper wichtige Mikronährstoffe entzogen werden und Mangelerscheinungen entstehen. Dass solch eine Lebensweise langfristig nicht gesund sein kann, liegt auf der Hand.

Auf der Suche nach einem Weg, um das eigene Wunschgewicht zu erreichen und vor allem dauerhaft zu halten, stoßen wir auf unzählige Ernährungsformen, welche eine schnelle, dauerhafte und nicht zuletzt auch noch gesunde Gewichtsreduktion versprechen. Grund genug sich diese Ernährungsformen einmal genauer anzuschauen und sich kritisch damit auseinanderzusetzen. In diesem Ratgeber schauen wir uns daher das sogenannte Intervallfasten an.

Ein Ernährungskonzept, welches in letzter Zeit stark an Aufmerksamkeit gewonnen hat und sich heute vor allem bei Sportlern (speziell im Fitnessbereich) immer größerer Beliebtheit erfreut.

Auch auf die Gefahr hin, dass der Ratgeber etwas an Spannung verliert, möchte ich dir dennoch bereits an dieser Stelle mitteilen, dass ich das Intervallfasten unter allen Ernährungsformen unserer heutigen Zeit für ein wirklich sehr sinnvolles Konzept halte.

Neben zahlreichen gesundheitlichen Vorteilen, welche das Intervallfasten mit sich bringt, lässt es sich vor allem auch verhältnismäßig einfach umsetzen und bietet eine hohe Praktikabilität im Alltag.

Während noch vor wenigen Jahren der Trend dahin ging, unsere Nahrungsaufnahme auf mehrere kleine Mahlzeiten über den gesamten Tag zu verteilen, kehrt das Intervallfasten diesen Trend um. Es lässt sich leicht umsetzen, vereinfacht unseren Alltag und kann uns dabei helfen, auf gesunde Weise dauerhaft abzunehmen.

Im Rahmen dieses Ratgebers schauen wir uns daher das Thema Intervallfasten mit all seinen Facetten näher an. Hierbei nehmen wir zunächst die Bedeutung des Begriffs Intervallfasten, dessen Funktionsweise, sowie die wesentlichen Vor- und Nachteile genau unter die Lupe.

Anschließend gehen wir auch auf die unterschiedlichen Methoden des Intervallfastens ein, mit deren Hilfe sich diese Ernährungsform optimal umsetzen lässt.

Wir schauen uns an, für wen das Intervallfasten besonders geeignet ist und welche Auswirkungen es langfristig auf unsere Gesundheit hat. Im weiteren Verlauf gehen wir auch auf die Frage ein, ob das Intervallfasten dazu geeignet ist, schnell abzunehmen und das Wunschgewicht dauerhaft zu halten.

Aber damit noch nicht genug: Im Bonus-Kapitel gehe ich auch auf die so häufig diskutierte Frage der Entgiftung ein. Welche Vorteile bietet die Entgiftung und ist diese nun langfristig gesund oder sollten wir unseren Körper eher davor schützen? All diese Fragen werden wir im Bonus-Kapitel gemeinsam erörtern.

Bist Du nun also bereit? Dann sollten wir jetzt keine Zeit mehr verlieren und in die spannende Welt des Intervallfastens eintauchen.

Dein Ernährungscoach

Was ist Intervallfasten?

Man kann es ganz einfach umschreiben mit den Worten: **Abnehmen wie es mir passt!** Warum nicht gleich so, wirst du sagen. Und du wirst dich glücklich schätzen, dich nicht auf eine jener unbequemen und kostspieligen *„Diäten“* eingelassen zu haben, die überall angeboten werden.

Intervallfasten bedeutet Abnehmen auf natürliche Art und Weise und hat eigentlich nur sehr wenig mit den herkömmlichen bekannten Diäten gemein.

Das Intervallfasten wird auch *„intermittierendes Fasten“* genannt und ist eigentlich eine Art *„Heilfasten“* mit besonderen Wohlfühlfaktoren. Es beschreibt im Wesentlichen einen bestimmten Essrhythmus. Das bedeutet, dass du nur zu bestimmten Zeiten isst, während du zu anderen Zeiten nichts zu dir nimmst.

So ist es also nicht dein Ziel, insgesamt weniger zu essen, sondern je nach Methode an bestimmten, festgelegten Tagen oder Tageszeiten nichts oder nur in begrenztem Maße Nahrung zu dir zu nehmen. Daher auch die synonyme Bezeichnung „*intermittierend*", das aus dem Lateinischen kommend „*mit Unterbrechungen*" oder „*zeitweilig*" übersetzt wird.

Intervallfasten – Die Heilung kommt zu dir!

Die meisten Diäten, auf die man sich einlassen kann, werden vorzeitig abgebrochen oder aber lassen sich überhaupt nicht mit dem individuellen Tagesrhythmus in Einklang bringen. Laut einer veröffentlichten Studie der DAK nahmen sich im Jahre 2018 30 bis 47 Prozent der Deutschen vor, an Gewicht zu verlieren. Das klingt sehr positiv.

Nur sieht die Realität leider anders aus. Es ist eine bestätigte Tatsache, dass trotz aller guten Vorsätze die meisten Menschen ihre Diätbemühungen nicht länger als drei Monate durchhalten.

Der Grund dafür ist bekannt: Die meisten

Diäten sind einfach zu strikt und mühsam in ihrer Durchführung. Sie lassen sich aufgrund zahlreicher Vorschriften, Verbote und strenger Kalorienvorgaben nicht in den oft schon überlasteten Alltag integrieren.

Die **Folge** ist, dass die Menschen spätestens nach wenigen Monaten wieder frustriert in ihren gewohnten Alltagsrhythmus verfallen. Und das hat negative Auswirkungen auf Körper und Psyche.

Das ist beim Intervallfasten anders: Weil es keine unliebsamen Verbote oder strikte Kalorienvorgaben gibt und du diese Methode des Fastens an deine eigenen individuellen Vorlieben und Bedürfnisse anpassen kannst, wirkt es rundum harmonisierend auf dich und dein Leben.

Das bedeutet auch, dass du auf nichts,

was dir an Essen und Trinken lieb ist, verzichten musst. Zwischendurch kannst du dir auch mal ein Glas Bier oder Wein oder sogar ein üppiges Frühstück mit guten Freunden gönnen. Und du wirst nicht nur die überflüssigen Pfunde am Bauch und anderen Problemzonen deines Körpers los, du gewinnst dabei auch ein neues Lebensgefühl für dich. Du veränderst dich und dein Leben dauerhaft auf positive Weise.

Der große **Vorteil des Intervallfastens** besteht darin, dass es auf ganz unterschiedliche Weise durchgeführt werden kann. Im Gegensatz zu vielen umständlichen und komplizierten Diäten, lässt sich Intervallfasten ganz einfach in deinen Tagesablauf integrieren, und zwar dauerhaft.

Das ist das große Plus. Intervallfasten ist keine herkömmliche Diät, die man über einen bestimmten Zeitraum betreibt oder aber solange, bis sich vielleicht der gewünschte Effekt einstellt.

Intervallfasten ist eine Art dauerhaftes Heilfasten, das harmonischer Teil deines ganzen Lebenswandels wird.

Es ist wirklich so: Es geht buchstäblich wie von selbst! Irgendwann nach einiger Zeit, wenn sich dein Körper an die tägliche Routine gewöhnt hat, gehört der Fasten-Ablauf einfach zu deinem Alltag dazu, ohne dass du ihn noch bemerken würdest.

Gerade, weil sich Intervallfasten reibungslos und störungsfrei in deinen Alltag integrieren lässt, verspricht es nicht nur das Abnehmen lästiger Pfunde, sondern auch ein dauerhaft besseres Wohlbefinden und eine nachhaltige Entlastung deines Darms und aller anderen Organe, die von den überschüssigen Pfunden betroffen sein mögen.

Wie funktioniert Intervallfasten?

Im ersten Teil wurde erläutert was Intervallfasten ist, und es wurden die gängigsten Methoden des Intervallfastens vorgestellt. Im zweiten Teil nun soll es darum gehen, wie Intervallfastens in gesundheitlicher bzw. medizinischer Hinsicht funktioniert und auch darum, wie du dir diese Funktionsweisen zugunsten deiner eigenen Gesundheit zunutze machen kannst.

Klar, nicht jede Diät ist vollkommen, und gibt so gibt es auch beim Intervallfasten gewisse Risiken und Nebenwirkungen und auch die eine oder andere strittige Frage hinsichtlich der Effektivität. Auch das soll im Folgenden behandelt werden.

***„Gut Ding will Weile haben“* ... Das trifft aufs Intervallfasten besonders zu.**

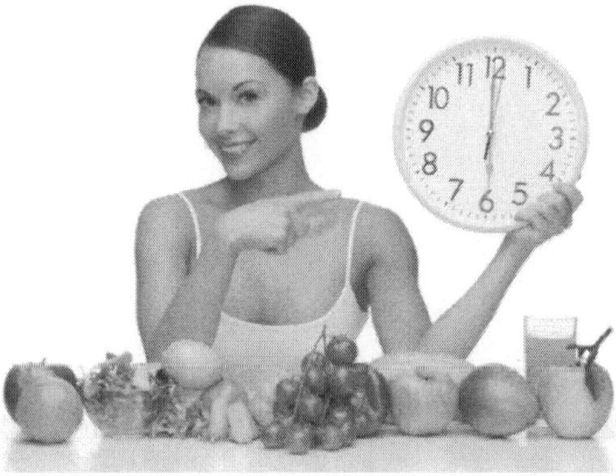

Grundsätzlich können wir festhalten, dass Intervallfasten deinen Körper dauerhaft entlastet und die gesunde Nahrungsaufnahme die lebenswichtigen Prozesse auch dauerhaft positiv unterstützt. Wie aber läuft das genau ab und welche Prozesse im Körper sind betroffen?

Was passiert in meinem Körper beim Fasten?

Wenn du fastest, nimmst du Gewicht ab. Es gibt dabei nun eine Faustregel, die ganz einfach zu verstehen ist: Wenn du während der Fastenperiode keine Nahrung zu dir nimmst, fällt dein Insulinspiegel. Deinem Körper wird dadurch signalisiert, dass er damit beginnen soll, gespeicherte Energie zu verbrennen.

Hierfür gibt es mehrere Quellen, die dem Körper zur Verfügung stehen. Dein Glykogenspeicher (gespeicherte Kohlenhydrate) in der Leber ist die am einfachsten zugängliche Energiequelle. Hier bedient sich dein Körper zuerst.

Sie wird zuerst angezapft und aufgebraucht. Danach beginnt dein Körper mit der Fettverbrennung, um das gespeicherte

Fett in Energie umzuwandeln.

Der Effekt: Du verlierst Gewicht!

Es ist natürlich aufgrund dieser organischen Stoffwechselprozesse nicht möglich, an einer Stelle des Körpers *„gezielt"* abzunehmen. Man kann also nicht Intervallfasten, um z. B. sein Bauchfett loszuwerden, da ja immer der gesamte Organismus vom Fasten betroffen ist.

Was passiert in meinem Körper beim Essen?

Wenn du während der Fasten-Pausen Nahrung zu dir nimmst, wird dieser Prozess umgekehrt. Das bedeutet, du nimmst in der Regel, d.h. beim normalen Essen, mehr Energie auf als dein Körper eigentlich benötigt.

Das wiederum bedeutet, dass die überschüssige Energie irgendwo aufbewahrt, also abgespeichert werden muss. Hier können bereits die ersten Probleme auftauchen.

Ein Teil der durch die Nahrung aufgenommenen Energie wird in Form von Glykogen in deiner Leber abgespeichert. Doch der Speicherplatz in der Leber ist natürlich begrenzt.

Das bedeutet: Sobald die Leber mit Glykogen angefüllt ist, beginnt sie damit, den Rest, den sie nicht mehr abspeichern kann, in Fett umzuwandeln. Und was geschieht nun mit dem neu gebildeten Fett? Ein Teil dieses Fettes wird in der Leber eingespeichert, der größere Teil jedoch wird in andere Fettlager des Körpers transportiert und dort eingelagert.

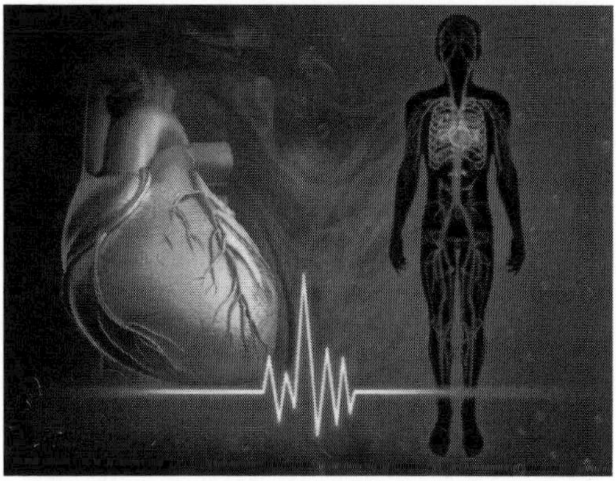

Diese Fettlager sind dann die Problemzonen, z. B. Der Bauch- und Hüftbereich. Genau jene Zonen also, die du mit deinem Intervallfasten angehen willst. Es ist wichtig, dass du dir bewusstmachst, dass dein Körper über zwei Energiespeichersysteme verfügt.

Das eine ist leicht zugänglich, verfügt aber nur über eine begrenzte Speicherkapazität (Glykogen), das andere ist schwerer zugänglich, verfügt aber über eine unbegrenzte Speicherkapazität (Körperfett)

Wir kommen zu dem Schluss, dass der Energiehaushalt unseres Körpers dualer Natur ist. Das bedeutet, entweder wir speichern Energie oder wie verbrennen Energie. Wenn Essen und Fasten ausgeglichen sind, wenn wir also unserem Körper so viel Energie zuführen wie er benötigt, dann kommt es zu „*keiner*" Gewichtszunahme.

Wir halten Gewicht und Figur. Wenn wir jedoch mehr zu uns nehmen, d.h. dem Körper mehr Energie zuführen als er tatsächlich zum reibungslosen Funktionieren benötigt, nehmen wir zu.

Genau an diesem Punkt setzt das Intervallfasten an:

Indem du beim Intervallfasten genau beachtest, was du wann zu dir nimmst, sollte es dir schon bald gelingen, Essen und Fasten ausgeglichen zu halten. Kleine Sünden sind natürlich immer möglich.

Wenn es also zu einem Ungleichgewicht kommt, du also zu viel Nahrung zu dir nimmst, musst du diesen Umstand wieder wettmachen, z. B. durch sportliche Betätigung.

Du siehst also, dass die Funktionsweise des Intervallfastens fundamentaler Natur ist. Sie greift dort, wo es um die wesentlichen Grundfunktionen des Stoffwechsels geht.

Diese Tatsache macht Intervallfasten gegenüber anderen Methoden zur Gewichtsabnahme zu einem natürlichen Instrument, mit dem du, wenn du es richtig angehst, eigentlich nichts falsch machen kannst.

Entspannt abnehmen – Die Methoden des Intervallfastens

Die gute Nachricht vorneweg: **Du brauchst nicht weniger zu essen!** Du brauchst auf deine Lieblingsmahlzeiten nicht verzichten! Du musst nur das, was du isst, diszipliniert über den Tag oder mehrere Tage der Woche verteilen. Daraus folgt natürlich, dass es grundsätzlich verschiedene Möglichkeiten gibt, ein Intervallfasten erfolgreich durchzuführen.

Da die Intervalle zwischen Fastenperiode und Nahrungsaufnahme je nach Absicht und Notwendigkeit individuell gestaltet werden können, sind mittlerweile eine ganze Reihe von Methoden entstanden.

Es gibt tägliches Fasten mit mehrstündigen Essenspausen, die Methode mit ganzen Fastentagen bis hin zum extremen Fasten oder Mini-Fasten-Kuren. Hier die gängigsten Methoden des Intervallfastens, die nachstehend erläutert werden:

12:12-Methode

5:2-Methode

16:8-Methode (LeangainsMethode)

20:4-Methode (Warrior Diät)

Mini-Fasten-Kuren

Die 12:12-Methode

Wie bei allen Methoden des Intervallfastens besteht der Grundgedanke darin, nur in einem gewissen Zeitfenster zu essen und die Nahrungsaufnahme für den Rest des Tages einzustellen.

Die kurzen Fastenperioden erweisen sich dabei als optimal, denn auf diese Weise musst du nicht zu lange durchhalten, bevor du wieder Nahrung zu dir nehmen kannst. Dennoch aber wird die so wichtige Fettverbrennung in Gang gesetzt.

Die einfachste Methode ist die sogenannte **12:12-Methode**. Sie ist besonders für Anfänger geeignet, die sich noch nicht mit dem Fasten auskennen und es gerne Weise kennenlernen möchten. Wie die Bezeichnung bereits verrät, wird bei der

12:12-Methode über einen Zeitraum von 12 Stunden gegessen, während über einen Zeitraum von weiteren 12 Stunden gefastet wird.

Dies gilt für jeden Tag der Woche. Wer also morgens um 07.00 Uhr vor der Arbeit frühstückt, darf bis 19.00 Uhr abends alle Mahlzeiten wie gewohnt zu sich nehmen. Nach dieser Periode, nach 19.00 Uhr also, wird die Nahrungsaufnahme vollständig unterlassen.

Ausnahmen sind Wasser und ungesüßter Tee. Da es keine festen Zeitfenster für das Fasten gibt, kannst du die Zeiträume natürlich nach Belieben verlegen. Wenn du also morgens in der Regel nichts zu dir nimmst, verlegst du die Periode, in der du Nahrung zu dir nimmst, einfach vielleicht auf 10.00 Uhr morgens bis 22.00 Uhr abends.

Die 12:12-Methode ist deshalb für Anfänger so gut geeignet, weil sie dem normalen Essrhythmus sehr entgegen kommt. Für die meisten Menschen ist es ohnehin nicht schwer, zwischen abends sieben Uhr und morgens sieben Uhr nichts zu essen. Aber denke daran: Natürlich muss der nächtliche Gang zum Kühlschrank ausfallen.

In der Regel aber verschläft man den Großteil der nächtlichen Fastenperiode ohnehin. Die Lebenssituationen der Menschen sind unterschiedlich, und so kann es natürlich vorkommen, dass du im Schichtdienst arbeitest und erst nachts zum Essen kommst.

Das würde dann bedeuten, dass du tagsüber von z. B. 10.00 Uhr morgens bis 22.00 Uhr abends nichts weiter zu dir nehmen kannst. Allerdings kommt es vor, das Menschen, die in Schichtarbeit arbeiten, es schwerer haben, eine Fastenperiode mit Esszeiten während des Tages in geregelter Form aufrecht zu erhalten.

Was in einem solchem Falle gebraucht wird, ist ein wenige mehr Disziplin. Wenn du diese für dein Ziel, endlich dauerhaft deine Figur zu verändern, aufbringen kannst, ist das Intervallfasten für dich auch kein Problem.

Egal, welchen Rhythmus du persönlich hast, was du beachten solltest: Halte die Zeitfenster, die du wählst, immer ein, damit sich dein Körper auch daran gewöhnen kann. Besonders in der Anfangszeit deines Intervallfastens kann es sehr gut vorkommen, dass sich schnell Erschöpfung einstellt oder Kopfschmerzen auftreten.

Doch das sollte kein Grund für dich sein aufzugeben. Das sind nur vorübergehende Folgen für den Zeitraum, in dem sich dein Körper und auch deine Psyche auf den neuen Rhythmus einstellen.

Sobald du dich daran gewöhnt hast, verschwinden diese Symptome wieder von allein. Je disziplinierter du also die 12:12-Methode durchhältst, desto schneller kommst du voran und deinem Ziel abzunehmen näher.

Worauf du bei der 12:12-Methode achten musst

Idealerweise solltest du dich bei der Durchführung deiner 12:12-Methode an das klassische Muster mit drei Mahlzeiten halten. Das bedeutet: Frühstück, Mittagessen und Abendessen. Alle drei Mahlzeiten werden innerhalb des 12-Stunden-Zeitfensters eingenommen.

Es bleibt dabei ganz dir überlassen, ob du morgens die kleinste und abends die größte Portion zu dir nimmst. Eine Option sollte es allerdings für dich sein. Der Grund für diese Einteilung der Nahrungsmenge ist einfach: Wenn du abends weniger zu dir nimmst, muss der Körper in der Nacht weniger Energie für die Verdauung aufwenden und kann sich den verschiedenen Zell- und Stoffwechselprozessen widmen.

Diese Prozesse sind von wesentlicher Bedeutung für deine Gesundheit und dein allgemeines Wohlbefinden. Außerdem wirst du bei einer geringeren Nahrungsaufnahme am Abend schlichtweg besser und leichter schlafen, d.h. vermeidest du etwaige Schlafstörungen, die sich aufgrund des nächtlichen Verdauungsprozesses einstellen.

Grundsätzlich bringt die **12:12-Methode** Ruhe in dein gesamtes Verdauungssystem, sorgt unter anderem dafür, dass die HGH-Produktion nicht gestört wird.

HGH ist ein Wachstumshormon, das eine nachtweislich verjüngende Wirkung auf einen Organismus hat. Du wirst einen ausgeglichenen und somit erholsamen Schlaf haben.

Ein weiterer Effekt des ausgeglichenen Hormonhaushalts deines Körpers ist es, dass du am nächsten Morgen nicht mit einem Heißhunger aufwachen musst und dich genötigt fühlst, mehr zu dir zu nehmen als gesund ist.

Stets Maß halten beim Essen

Wir dir schon bekannt ist, gibt es beim Intervallfasten keine Verbote wie bei anderen Diäten. So schreibt dir auch die 12:12-Methode keine Lebensmittelarten, Kalorienmengen bzw. Kaloriengrenzen vor.

Wenn du aber wirklich vor hast mit dieser Methode abzunehmen, solltest du dennoch auf extrem kalorienhaltige Speisen verzichten. Natürlich kannst du alles in Maßen genießen.

Trotzdem solltest du darauf achten, den allzu häufigen Verzehr von Hamburger, Currywurst, Pizza oder Eiscreme & Co. zu vermeiden. Optimal für deinen Wunsch abzunehmen sind dagegen die täglichen Proteine, gesunden Pflanzenfette, Ballaststoffe, Vitamine und komplexen Kohlenhydrate.

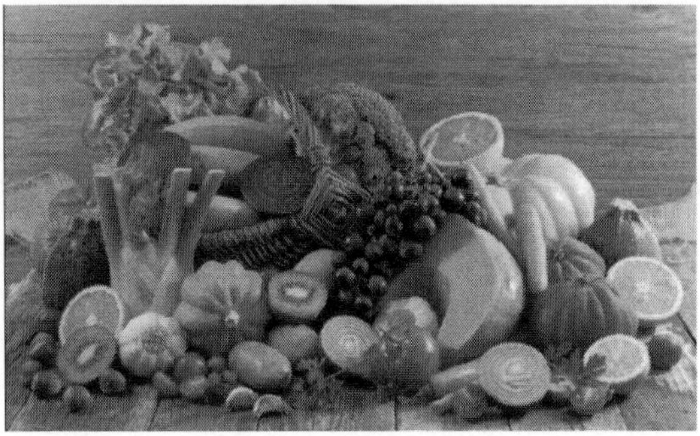

Es ist der Vorteil einer ausgewogenen Ernährung, dass sie dich satt macht und dich über lange Zeit auch satt hält. Außerdem stellt sie dir die dringend benötigte Energie für den Tag zur Verfügung. Einfache Kohlenhydrate, wie sie z. B. in Brot oder Teigwaren aller Art enthalten sind, aber natürlich auch Zucker, sind dagegen kontraproduktiv und sorgen nur noch für mehr Hunger.

Zudem blähen diese Inhaltsstoffe auf und lassen dich müde werden und träge fühlen. Keine gute Voraussetzung für einen erfolgreichen Arbeitstag.

Es ist eine biologische Tatsache, dass derjenige, der seinem Körper ständig Nahrung zuführt, nur Kohlenhydrate verbrennt. Es ist dagegen ein überaus positiver Effekt der **12:12-Methode**, dass der Körper vom Kohlenhydratstoffwechsel auf den Fettstoffwechsel umschalten kann. Das bedeutet, dass er aufgrund der fehlenden Energie auf seine eigenen Fettreserven zurückgreift.

Du kannst dir denken, was das für dich bedeutet: Du nimmst ab! Mit diesen Fettreserven sind die Fettspeicher im Bauchbereich, an den Beinen und Hüften gemeint. Genau also jene Problemstellen, die du von lästigen Pfunden befreien willst.

Besonders wichtig ist die nächtliche Fastenperiode. Während du schläfst wird die Zellgeneration angeregt. Dein Körper kann die Energie, die er besitzt, optimal für die Reparatur von Zellen und Genen benutzen. Das Ergebnis spürst du am nächsten Morgen: Du fühlst dich frisch und deine Haut „*strahlt*".

Während der nächtlichen Fastenperiode tankst du neue Energie. Wenn du aufwachst, hast du das Gefühl, erholt zu sein. Ein Glücksgefühl setzt ein. So lässt sich der neue Tag beginnen! Die Wissenschaftler vermuten, dass diese Prozesse im Körper auch einen natürlichen Schutzeffekt gegen Herzinfarkte und Schlaganfälle, aber auch möglicherweise gegen Demenz und sogar Krebserkrankungen bieten.

Eine größere Herausforderung für dich dagegen ist die Essensperiode während des Tages. Zu gerne lassen wir uns hier und dort von Süßigkeiten und Snacks verführen. Intervallfasten kennt gewissermaßen keine Tabus, aber natürlich solltest du in den 12 Stunden der Essensperiode nicht alles hemmungslos zu dir nehmen.

Im Übrigen hat das Fasten noch einen weiteren sehr positiven Nebeneffekt: Die meisten Menschen lernen es durch diese Methode, zwischen Hunger und Appetit zu unterscheiden. Denn in unserer Konsumgesellschaft haben die meisten Menschen in der Regel nie „*wirklich*" Hunger, sondern nur Appetit auf dies und das.

Hier kommt die Süße Verführung zwischendurch zum Einsatz, auf die du während deines Intervallfastens allerdings verzichten solltest. Für das Hungergefühl kann dein Blutzuckerspiegel verantwortlich sein.

Dieses Gefühl setzt dann ein, wenn du hier und da mal einen stark zuckerhaltigen Snack zu dir nimmst. Dein Blutzuckerspiegel begibt sich dadurch auf eine wahre Achterbahnfahrt, und jedes Mal, wenn er abfällt, bekommst du wieder Appetit.

Es ist ein ständiges **Hoch** und **Runter**, tatsächlich ein echter *„Teufelskreis“*, der für dich und deinen Körper schädlich ist.

Es kommt vor, dass man zu Beginn des Intervallfastens denkt, man müsse gewissermaßen *„auf Vorrat“* essen. Das ist aber nicht nötig. Vielmehr wirst du schon bald feststellen, dass alles ein Gewöhnungsprozess ist. Körper und Psyche gewöhnen sich schnell an die Zeitfenster der jeweiligen Fasten-Methode, die du für dich ausgewählt hast.

Wenn du also großen Hunger verspürst, kannst du natürlich etwas mehr essen. Vermeiden solltest du aber auf alle Fälle, dass zu viel wird. Sich überessen ist keine Option. Der Körper weiß genau, wann er genug von etwas hat. Esse also nur solange, bis dein unmittelbarer Hunger gestillt ist. Ein gewisser Resthunger ist immer gut. Wenn dein Magen schwer wird, ist es schon zu spät.

Bewegung muss sein

Es ist natürlich immer vorteilhaft, wenn du dich auch während deines Intervallfastens ausreichend bewegst. Falls du nicht einen Job hast, der viel Bewegung erfordert, solltest du die 12:12-Methode mit regelmäßiger körperlicher Bewegung unterstützen. Dazu brauchst du kein Fitness-

Center zu besuchen oder eine spezifische Gymnastik betreiben.

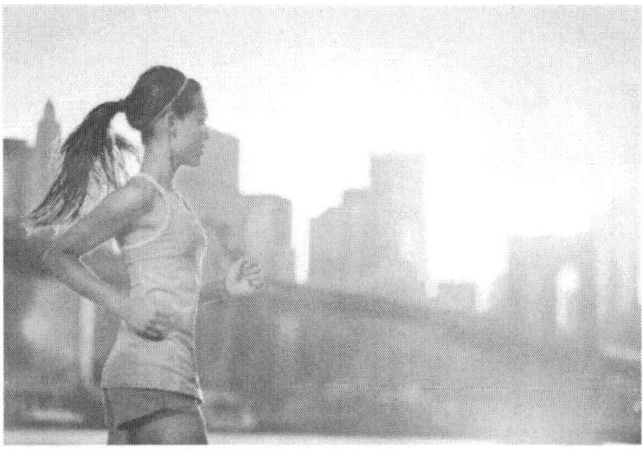

Falls du nicht sowieso eine Sportart betreibst, kann es auch ein kurzer Jogging-Lauf durch den Park sein, vielleicht eine Runde mit dem Fahrrad durch die Stadt oder aber auch eine Yoga-Session am Abend nach dem Job. Das entscheidest du selbst.

Du musst nur beachten, dass du dich in der Anfangsphase des Intervallfastens nicht überanstrengst bzw. verausgabst. Der Körper ist an die Zeitfenster von Nahrungsaufnahme und Nahrungsabstinenz noch nicht gewöhnt und könnte mit negativen Symptomen reagieren.

Trotz ausreichender körperlicher Bewegung solltest du also deinen Körper in dieser Zeit auch schonen. Halte daher Maß bei dem, was du tust. Das gilt nicht nur für das, was du isst und trinkst.

Gib nicht auf!

Jeder Körper reagiert anders auf eine Diät. In dieser Hinsicht gibt es keine Ideallösung. Davon ist auch das Intervallfasten nicht ausgenommen.

Ein typisches Diät-Phänomen, das auftreten kann, ist das Problem des sogenannten „*Gewichtsplateaus*".

Was bedeutet das? Egal, welche Methode du wählst, es kann passieren, dass du bei einem bestimmten Gewicht einfach stehen bleibst. Lass dich davon nicht verunsichern.

Während bei einer Diät zuerst die Kilos nur so verschwinden, geschieht es immer wieder, dass du plötzlich nicht mehr weiter Gewicht verlierst.

Das mag unterschiedliche körperliche, aber auch psychische Gründe haben. Auf jeden Fall darfst du nicht aufgeben, sondern musst weitermachen.

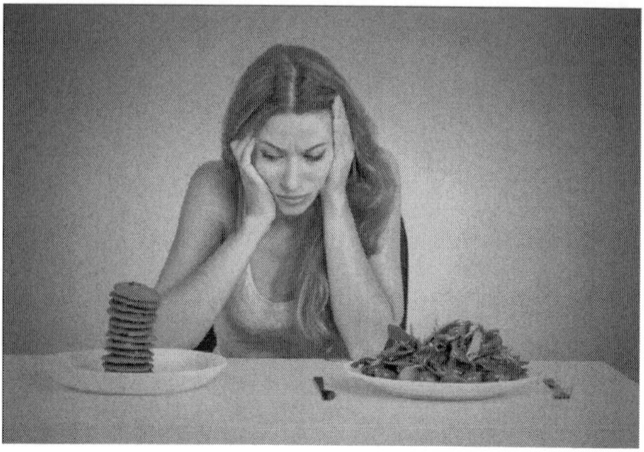

Am besten führt du eine Veränderung in den Ablauf deines Intervallfastens sein. Das hilft oft schon weiter. Probiere z. B. dich mehr zu bewegen, vielleicht mehr Sport zu treiben, dich einmal mehr aufs Fahrrad zu schwingen oder eine Runde mehr im Park zu joggen.

Reduziere zudem deine Nahrungsaufnahme für eine gewisse Zeit, vielleicht ein bis zwei Tage lang auf z. B. 500 Kalorien und verschiebe deine Fastenzeiten ein wenig.

Du kannst ruhig herumexperimentieren. Entscheidend ist, dass alles passt. Der Wert der Kalorienaufnahme sollte bei Männern und Frauen natürlich unterschiedlich bemessen werden und auch davon abhängen, ob du beruflich einer anstrengenden körperlichen Tätigkeit nachgehst oder nur täglich im Büro sitzt und dich relativ wenig bewegst.

Kommt es zu einem „*Gewichtsplateau*“ und deine Anstrengungen abzunehmen, werden abrupt beendet, ist das im Allgemeinen ein Hinweis darauf, dass dein Stoffwechsel eine kleinen Ruck braucht, um wieder die volle Leistung bringen zu können.

Ist die 12:12-Methode richtig für mich?

Es gibt Dinge im Leben, die müssen ausprobiert werden. Grundsätzlich aber ist die **12:12-Methode** so gut wie für jeden Menschen geeignet, der Probleme mit seinem Gewicht hat.

Besonders all jene, die noch nie gefastet haben, kommen damit gut zurecht. Die 12:12-Methode bietet dem Diät-Anfänger einen sanften Einstieg ins Fasten, das zudem noch einen schnellen sichtbaren Erfolg bringt. Und darauf kommt es doch wohl an.

Ein großer Vorteil gegenüber anderen Methoden ist, dass dir die 12-Stunden-Perioden einen großen Spielraum bieten. Du musst deinen Tagesablauf nicht extra umkrempeln. Du kannst mit Familie oder Freunden wie gewohnt zu Abend essen oder auch dann und wann in dein Lieblings-Restaurant gehen.

Natürlich kannst du auch mal eine Ausnahme machen und eine Einladung zum Essen annehmen. Darauf kannst und solltest du auch nicht verzichten, denn das Intervallfasten soll deine Lebensfreude nicht einschränken, sondern sich reibungslos in deinen Alltag einpassen. Auch ist es möglich, ein oder zwei Tage mit dem Fasten zu pausieren.

Vielleicht bist du auf Geschäftsreise und es ist dir bei all deinen Terminen, die du wahrnehmen musst, nicht möglich, dein Fasten-Programm durchzuhalten. Mach eine Pause, wenn dir danach ist. Intervallfasten soll dein Leben bereichern und keine Zwänge ausüben.

Wer also einmal pausiert, wird trotzdem von den positiven Effekten des Intervallfastens profitieren können. Selbst wenn man eine Pause von mehreren Wochen einlegt oder aus einer Lebenssituation heraus einlegen muss, kann man locker wieder in sein Fasten-Programm einsteigen.

Wenn du dich für die 12:12-Methode entschieden hast, solltest du dir folgende Rechnung vor Augen führen:

Wenn du in der Regel acht Stunden schläfst, bleiben rechnerisch nur noch vier Stunden übrig, in denen es für dich gilt durchzuhalten. Das ist doch zu schaffen! Mit etwas Willenskraft ist das überhaupt kein Problem, zumal sich die ersten Erfolge deiner Bemühungen schon schnell sichtbar abzeichnen werden. **Und das gibt dir Auftrieb zum Weitermachen!**

Die 5:2-Methode

Die **zweite Methode**, die dir hier vorgestellt werden soll, ist eine Fasten-Methode, die von dem britischen Journalisten und Arzt **Michael Mosely** entwickelt wurde. Wer eine andere Methode als die bereits beschriebene 12:12-Methode für sich favorisieren möchte, kann die 5:2-Methode ausprobieren. Sie ist allerdings eher für Menschen gedacht, die bereits einige Erfahrung mit den Abläufen des Fastens haben.

Im Unterschied zur 12:12-Methode, bei der ein täglicher Wechsel von Essens- und Fasten-Rhythmus vorgesehen ist, sollst du bei der 5:2-Methode an fünf Tagen der Woche wie gewohnt Nahrung aufnehmen und an zwei „*nicht*" aufeinanderfolgenden Tagen der Woche nur maximal 500 Kalorien (für Frauen) und 600 Kalorien (für Männer) in maximal zwei Mahlzeiten zu dir nehmen.

Welche Mahlzeiten und Tage das sind, bleibt deiner persönlichen Wahl überlassen. Dennoch einige Tipps: Was die Tage betrifft, so kannst du z. B. den Montag und den Donnerstag oder den Dienstag und den Freitag als Fastentage auswählen. Dann hast du immer zwei bis drei Tage dazwischen, an denen du wie gewohnt Nahrung zu dir nimmst.

Mindestens jedoch sollte immer ein Tag dazwischenliegen. Idealerweise liegt auch einer der Fastentage immer am Wochenende. Wenn du allerdings am Wochenende arbeitest, leg einfach einen deiner Fastentage auf den Tag, an dem du frei hast.

Fasten für Fortgeschrittene

Du siehst allerdings, dass diese Methode eine andere Tages- und Lebensplanung voraussetzt als die 12:12-Methode für Fasten-Anfänger. Es ist bei dieser Methode außerdem wichtig, die körperliche Belastung an den zwei Fastentagen so gering wie möglich zu halten.

Man sollte sich so wenig wie möglich Stress aussetzen, bis sich der Körper daran gewöhnt hat, an zwei Tagen pro Woche nur geringfügig Nahrung zugeführt zu bekommen.

Michele Harvie, Ernährungsmedizinerin an der Universität von Manchester und Verfechterin dieser Methode, rät dazu, an den entsprechenden Fastentagen pro Woche auf Kohlenhydrate gänzlich zu verzichten. Das betrifft Brot, Nudeln, Kartoffeln und Zucker, aus denen allerdings die meisten Mahlzeiten in unserem Kulturkreis bestehen. Angeraten werden Lebensmittel mit wenig Kalorien und dafür viel Proteinen.

Das ist z. B. Fisch oder mageres Fleisch und natürlich Früchte und Gemüse. An den zwei Tagen der Woche, an denen die Kalorienmenge eingeschränkt wird, ist es wichtig, dass du viel Flüssigkeit zu dir nimmst. Allerdings solltest du davon absehen, stark zuckerhaltige Softdrinks oder industrielle gefertigte Fruchtsäfte zu dir zu nehmen.

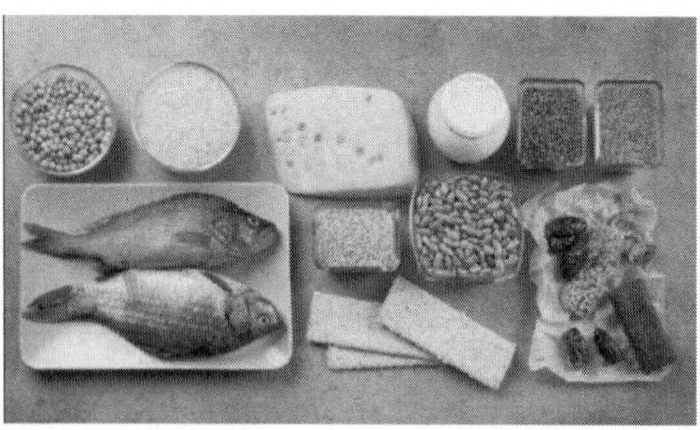

Mineralwasser, ungesüßter Tee, egal ob schwarz oder grün oder mit Kräutern, sollten darum auf deiner persönlichen Getränkckarte ganz oben stehen. Junk Food und Alkohol sind natürlich ebenfalls tabu.

Du merkst, dass die 5:2-Methode mehr abverlangt als die 12:12-Methode. Es ist mehr Planung erforderlich. Die Ernährungsmedizinerin Krista Varady geht sogar noch weiter und gibt an, dass die 5:2-Methode noch effektiver sei, wenn man als Variante jeden zweiten Tag der Woche nur 500 bzw. 600 Kalorien zu sich nimmt.

Eine Gewichtsabnahme von fünf bis fünfzehn Kilo in zwei Monaten wird im Schnitt dabei prognostiziert. Das gilt aber nur für den Fall, dass du an den fünf anderen Tagen der Woche, an denen du wie gewohnt essen und trinken darfst, nicht der Völlerei verfällt und alles das aufholen willst, was du in den zwei Fastentagen versäumt hast.

Natürlich kann man die Kalorienaufnahme variieren. Im Grunde geht es nur darum, die tägliche Kalorienmenge drastisch zu reduzieren. Es ist verständlich, dass du dich bei der 5:2-Methode eingeschränkt fühlst.

Darum kannst du diese Methode selbst modifizieren. Wenn du z. B. Nur deinen Verdauungstrakt entlasten willst, um die Konsumsünden der Vergangenheit zu schmälern, kannst du auch nur einen Fastentag pro Woche einplanen. **Das wäre dann eine 6:1-Methode!**

Ein Segen für deine Gesundheit

Auch bei der **5:2-Methode** gilt: Bewegung, Bewegung, Bewegung! Wer effizient Fett verbrennen will, kommt um eine regelmäßige und ausreichende sportliche Betätigung nicht herum.

Intervallfasten lässt sich gut mit Sport verbinden, da die Essens- und Fastenzeiten modifizierbar sind und auf die individuellen Belange eingestellt werden können.

Wenn du sportlich aktiv bist, solltest du allerdings immer einen nüchternen Magen haben. An den fünf Tagen der Woche, an denen du wie gewohnt essen und trinken kannst, solltest du also deine körperlichen Aktivitäten richtig einplanen. Aber auch hier gilt: Gewöhne deinen Körper langsam an die Routine. Anderenfalls mag es zu unerwünschten Nebeneffekten kommen.

In einer Studie, die mit 107 übergewichtigen Frauen durchgeführt wurde, zeigte sich, dass die 5:2-Methode genauso gut zu dem gewünschten Erfolg des Gewichtsverlusts führt wie eine andere anhaltende Diät des eher „*klassischen*“ Musters. So ist es nicht verwunderlich, dass mittlerweile viele Menschen das Intervallfasten und die 5:2-Methode für sich entdeckt haben.

Denn man hat den großen Vorteil dabei, dass man sich nur an zwei Tagen der Woche hinsichtlich der Kalorien einschränken muss.

Die permanente Belastung, die man bei einer herkömmlichen Diät hat, fällt weg. In derselben Studie wurde ebenfalls festgestellt, dass die 5:2-Methode den **Insu-**

linspiegel im Blut senkte und die Insulinintensität erhöhte, was bedeutet, dass diese Methode auf gezielt sehr gut als Diabetes-Vorsorgemaßnahme oder aber bei Patienten mit Diabetes-Vorstufen eingesetzt werden kann.

Die 16:8-Methode (Leangains Methode)

„*Intermittierendes*" Essen, wie man Intervallfasten auch synonymisch nennen kann, ist interessanterweise eigentlich ein Rückgriff auf einen Essensrhythmus, wie ihn unsere Urahnen schon kannten. Damals in der Gesellschaft von Jägern und Sammlern war die Nahrungsaufnahme hauptsächlich vom täglichen Jagdglück abhängig.

Da konnte es schon mal vorkommen, dass man mehrere Tage ohne richtiges nährstoffreiches Essen auskommen musste. Wurde keine Beute gemacht und man musste sich mit Früchten und Beeren behelfen, die man im Wald fand, stellte sich schon bald der Hunger ein.

Aber hat der Mensch von heute die körperliche Konstitution dazu, länger ohne Nahrung auszukommen? Wir sind daran gewöhnt, in den Supermarkt zu gehen, um dort zu jeder Tages- und Nachtzeit unsere Nahrungsmittel nach Wahl einzukaufen.

Wir gehen für eine vollständige Mahlzeit ins Restaurant, für eine Zwischenmahlzeit kurz mal an den Imbiss-Stand oder aber wir zaubern uns in unserer eigenen Küche ein leckeres Gericht zusammen. *Sind wir darum überhaupt noch körperlich in der Lage, uns einen gänzlich anderen Essensrhythmus anzugewöhnen?*

Die gute Nachricht ist: Ja, wir sind es!

Wie Wissenschaftler im Falle der sogenannten „*Paläo-Diäten*" (**Essen wie in der**

Steinzeit) schon häufig betont haben, hat sich der menschliche Organismus in den letzten 10.000 Jahren im Wesentlichen eigentlich gar nicht verändert.

Und eine weitere gute Nachricht für all jene, die sich mit Intervallfasten auch einen rundum gesünderen Lebenswandel angewöhnen wollen: Mehr als 70% aller Lebensmittel, die wir im Supermarkt um die Ecke einkaufen können, sind für unseren Organismus eigentlich ungeeignet. Dazu zählen vor allem Getreideprodukte wie z.B. Nudeln, auf die du während deiner Fastenperioden ohnehin auch verzichten solltest.

Heutzutage haben wir die Möglichkeit, 24 Stunden rund um die Uhr zu essen und zu trinken. Viele sogenannte „*Gesellschaftskrankheiten*" haben ihren Ursprung in diesem ungesunden Verhalten.

Das optimale Fasten für dich?

Da es eine anerkannte Tatsache ist, dass unser Körper, der sich seit vielen tausend im Grunde organisch unverändert geblieben ist, eine längere Nahrungsabstinenz im Normalfall sehr gut aushält, brauchst du dir um dein Vorhaben mit Intervallfasten überflüssiges Gewicht loszuwerden, keine Sorgen machen.

Auch wenn du persönlich der Ansicht sein solltest, dass du es nicht schaffen würdest, bei der **16:8-Methode** 16 Stunden ohne Nahrungsaufnahme auszukommen, ist es lediglich nur eine Frage der Zeit, bis sich dein Körper darauf einstellt.

Dein Körper kann in der Regel mehr leisten, als du denkst.

Nur ist er vielleicht eingerostet, wird nicht gefordert, weshalb er sich an den Essensrhythmus in unserer modernen Überfluss-Gesellschaft gewöhnt hat.

Hast du es schon einmal geschafft, 12 Stunden ohne Nahrung auszukommen, wird es dir leichtfallen, diese Periode um vier weitere Stunden zu verlängern.

Bei der 16:8-Methode fastest du 16 Stunden lang und kannst acht Stunden essen und trinken, wie es dir beliebt. Wie bei anderen Intervallfasten-Methoden musst du aber darauf achten, dass du niemals zu viel zu dir nimmst.

Wie auch schon angeführt, solltest du auch darauf achten, dass du gewisse Nahrungsmittel meidest. Weiter unten wird dir ein kompletter Fasten-Plan vorgestellt, aus dem ersichtlich wird, welche Nahrungsmittel in der Regel empfohlen werden.

16 Stunden fasten mag viel klingen. Vielleicht denkst du auch, es sei für dich unmöglich, diese Frist einzuhalten. Aber 16 Stunden fasten bedeutet nicht, dass du von 0 Uhr bis 16 Uhr fasten musst.

Du kannst den Beginn der Fastenperiode frei wählen und kannst dann in den nächsten Tag hinein fasten. Wichtig ist, dass du die Fasten- und Essensperioden genau einhältst. Es macht also keinen Sinn, einen Tag ab 18.00 Uhr abends zu fasten und am darauffolgenden Tag eine Stunde später, um 19.00 Uhr abends, damit anzufangen.

Ein günstiger Zeitraum für das Fasten ist grundsätzlich die Zeit von abends 18.00 Uhr bis morgens 10.00 Uhr, da in dieser

Zeit erfahrungsgemäß die wenigsten Änderungen und Anpassungen vorgenommen werden müssen.

Überdenke aber genau, wie es in deinem persönlichen Fall am besten wäre und treffe erst dann die Entscheidung. Wenn dein Lebenspartner erst um 19.00 Uhr abends von der Arbeit nach Hause kommt, macht es natürlich keinen Sinn, bereits um 18.00 Uhr die Fastenperiode einzuläuten.

Als Tipps solltest du aber beachten, dass es nicht sinnvoll ist, dein Abendessen später als 10.00 Uhr abends einzunehmen. Der Grund ist, dass die menschlichen Verdauungsorgane zu so später Stunde nur noch auf Sparflamme arbeiten und sich eine volle Mahlzeit ungünstig auf den nächtlichen Verdauungsprozess auswirken würde.

Es wirkt sich auch ungünstig auf deinen Körper aus, wenn du um 15.00 Uhr nachmittags die letzte Mahlzeit zu dir nimmst und schon um 07.00 Uhr morgens mit deiner nächsten Fastenperiode anfängst.

Der Grund ist, dass der Körper am frühen Morgen meistens noch mit Entschlackungs- und Giftausleitungsprozessen beschäftigt ist.

Nimmt man in dieser Zeit Nahrung zu sich, unterbricht man diese natürlichen und lebensnotwendigen Ausleitaktivitäten des Körpers.

Dein Körper dankt es dir

Um dein **16:8-Intervallfasten** zu beginnen, sollte man den Entschlackungsprozess mit bestimmten ausgewählten Nahrungsmitteln unterstützen. So sollte es zum Frühstück eine möglichst leichte, aber ernährungsmedizinisch ausreichende Kost sein. Ein Tee, schwarz oder grün, passt gut dazu.

Die von dem Bodybuilder **Martin Berkhan** als *„Leangrains"* bezeichnete Fasten-Methode ist eine individuell angepasste, aber auch kontrollierte Methode zur Nahrungsaufnahme, die deinem Körper genügend Zeit zur Verfügung stellt, die aufgenommenen Nahrungsmittel und Nährstoff auch richtig zu verwerten.

Gleichzeitig bietest du deinem Körper Ruhephasen an, in denen er sich um die notwendigen Abbauprozesse der Nährstoffe, sowie um die ebenfalls notwendigen Zellerneuerungs-Prozesse kümmern kann. Wichtig ist es zu wissen, dass gerade diese

Prozesse bei einer permanenten Nahrungsaufnahme zu kurz kommen.

Unwohlsein und auch Krankheiten sind auf längere Sicht gesehen darum meistens die Folge. Acht Stunden Nahrungsabstinenz geben deinem Körper genügend Zeit, die natürlichen Entgiftungsprozesse durchzuführen. Das am Anfang auftretende Hungergefühl kannst du am besten beenden, indem du z. B. einen ungesüßten Tee trinkst.

Und das gewohnte *Knabberzeug* vorm Fernseher solltest du auch lieber beiseitelassen. Denn es handelt sich bei diesen Nahrungsmitteln meistens um stark zucker- oder salzhaltige Produkte, die auf die eine oder andere Weise nicht zu deinem Intervallfasten gehören.

Bei allem, was du tust, bedenke immer, dass alle Methoden des Intervallfastens, ob mit kurzen oder langen Abstinenzperioden, keiner kurzfristigen Diät gleichkommt, sondern eine dauerhafte Ernährungsumstellung darstellt.

So machst du dich fit

Die 16:8-Methode ist sehr weit verbreitet. Eine Fastenperiode von 16 Stunden und ein Zeitfenster von acht Stunden, indem du maßvoll und mit Bedacht essen und trinken kannst, was die beliebt, hat nachweislich große gesundheitliche Vorteile.

Das wird von **Professor Andreas Michalsen**, einer von Deutschlands führenden Fasten-Experten und Arzt an der Berliner

Charité in einem Bericht, der im „*Stern*" erschien, bestätigt:

„Studien zeigen, dass auch wenige Fastentage und Essenspausen von 16 Stunden bereits einen positiven Effekt haben. Blutdruck, Blutzucker, Cholesterin- und Entzündungswerte verbessern sich, das Gewicht geht runter und die Stimmung hellt sich auf."

Bekannt wurde diese 16:8-Methode des Intervallfastens, das mit seinen „*nur*" 16 Stunden auch als „*Kurzzeitfasten*" bezeichnet wird, durch den Bodybuilder Martin Berkhan.

Er empfiehlt, das tägliche Frühstück ganz wegzulassen und das Mittag- und Abendessen dafür in ganz normalem Umfange zu sich zu nehmen.

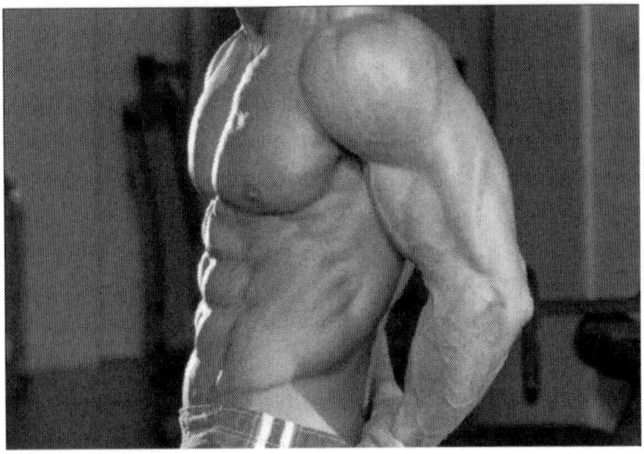

Auf keinen Fall sollte aber das Essensfenster von acht Stunden überschritten, also verlängert werden. Berkhans Beispiel eines „*Bodybuilders*“ hat es gezeigt, wie es mit dieser Methode gelingt, Körperfett in den Problemzonen drastisch zu reduzieren und gleichzeitig wichtige Muskelmasse aufzubauen.

In einer anderen bekannten Studie unter der Leitung von **Prof. Panda Satchidananda**kommt **MegumiHatori**, einer seiner Mitautoren, zu dem Schluss, dass die

16:8-Methode unseren Körper sogar in die Lage versetzt, ungesunde Nahrung bis zu einem gewissen Grad zu kompensieren.

Das bedeutet mit anderen Worten, dass unser Körper diese Stoffe gewissermaßen unschädlich macht. Der Körper entgiftet sich mit anderen Worten selbst. Nachweislich wirkt sich die Kalorienpause positiv für deine Gesundheit aus, sofern es dir gelingt, 16 Stunden ohne Nahrung zu bleiben.

Was dabei immer wieder betont werden muss: Du musst dafür keine Nahrungsumstellung an sich vornehmen, kannst also in den Essensperioden das zu dir nehmen, was du sonst auch immer isst und trinkst. Aber geht dabei immer mit Maß und Bedacht vor.

Bei einer 16-stündigen Fastenperiode kann es natürlich immer vorkommen, dass sich ein Hungergefühl einstellt. Das hat auch viel damit zu tun, was du tagsüber machst, ob du z. B. einer körperlich eher anstrengenden Arbeit nachgehst oder nicht. Du wirst aber merken, dass dieses Hungergefühl mit fortschreitendem Intervallfasten nach und nach verschwindet.

Erfahrungsberichte sprechen dabei von einem Zeitraum von etwa einer Woche. Im Verlaufe der darauffolgenden Woche dann bekommst du dieses Hungergefühl immer später und auch die Nervosität, die durch eine Unterzuckerung entsteht, verschwindet schließlich ganz.

Nach einer gewissen Zeit, die natürlich individuell verschieden ausfällt, eröffnet sich dir die Möglichkeit, die Fastenperiode spontan zu verlängern, sodass du vielleicht nach ein oder zwei Monaten in der Lage bist, nicht 16 Stunden, sondern 18 oder gar 20 Stunden ohne Nahrungsaufnahme auszukommen.

Aber Vorsicht! Das sollte man nicht übertreiben. Eine gewisse Grenze sollte man nicht überschreiten und, *salopp gesagt*, magersüchtig werden. Wenn du während der Fastenperioden Durst bekommst, kannst du selbstverständlich etwas trinken.

Allerdings nur Wasser oder Tee bzw. Kräutertee (Ingwer z. B.). Andere Getränke, wie z. B. Kaffee, Fruchtsäfte oder Softdrinks (die man aufgrund ihres hohen Zuckergehalts grundsätzlich einschränken sollte), solltest du immer nur zusammen mit deinen Mahlzeiten zu dir nehmen.

Wäre an dieser Stelle noch die Frage zu klären, ob es einen Unterschied zwischen Männern und Frauen gibt, auf den man bei der 16:8-Methode achten sollte? Manchmal wird geraten, Männer sollten 16 Stunden, Frauen nur 14 Stunden fasten. Das ist aber keine feste Regel, sondern im besten Falle eine Empfehlung.

Es gibt hierzu schlichtweg keine belastbaren Erkenntnisse, was Vor- oder Nachteile einer solchen Einteilung betrifft. Was für dich letztlich bedeutet: Wenn du der Ansicht bist, als Frau oder Mann kürzer oder länger fasten zu müssen, probiere es einfach selbst aus.

Wie sich gezeigt hat, stellt die 16:8-Methode oft das Optimum des Intervallfastens dar. Diese Zeiteinteilung von Nahrungsaufnahme und Nahrungsabstinenz scheint für den Körper am Günstigsten zu sein. Das Abnehmen geht damit wie von selbst.

Diese Methode bringt dir aber auch andere Vorteile. So hat eine Studie an Mäusen gezeigt, dass die 16:8-Methode vor Übergewicht, chronischen Entzündungen, Diabetes und Lebererkrankungen schützt.

Dein persönlicher Fasten-Plan

In unserer heutigen Zeit ist es üblich, sich keine Gedanken darüber zu machen, wann und wie man was zu sich nimmt. Da isst man auch mal schnell im Stehen am Imbiss-Stand auf dem Weg von der Arbeit, wärmt sich schnell etwas in der Mikrowelle auf oder stellt kurzerhand eine TK-Pizza in den Ofen.

Alles scheint erlaubt, wenn es ums Essen geht. Auch wenn es „*Zeitgeist*" ist, so schadet dieses Verhalten doch uns und unserem Körper in erheblichem Maße. Intervallfasten soll auch dazu führen, dass ungesunde Lebensweisen grundsätzlich abgelegt werden.

Es soll nicht nur dazu dienen, dass du Gewicht verlierst, sondern dass du auch ein anderes Bewusstsein für die Nahrungsaufnahme im Allgemeinen bekommst.

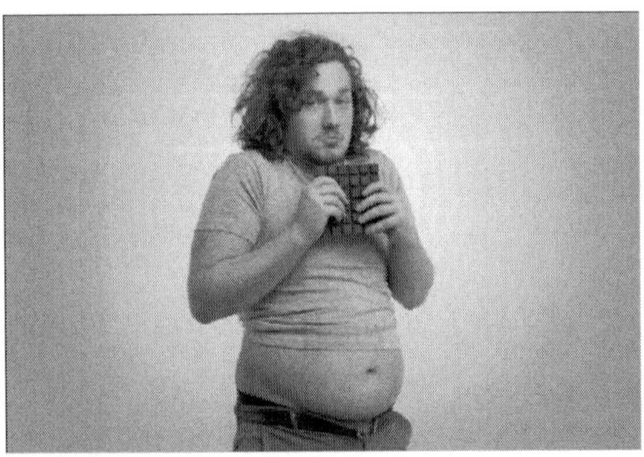

Das, was durch unseren Körper hindurchgeht, ist unsere Nahrung. Davon leben wir. Sie kann uns stärken, aber auch schwächen. So ist es selbstverständlich von größter Bedeutung, dass wir uns darüber im Klaren sind, dass alles, was wir in welcher Form auch immer zu uns nehmen, unser Leben, unsere Stimmungen, ja sogar unsere Erfolge und Misserfolge mit beeinflusst.

Wenn du noch keine Erfahrungen mit Intervallfasten hast und du nicht daran gewöhnt bist, einen gewissen Essensrhythmus über einen längeren Zeitraum diszipliniert einzuhalten, wird dir das nachstehende Modell eines 16:8-Fasten-Plans dabei behilflich sein.

Dieser Plan ist nur ein Vorschlag basierend auf medizinischen Erkenntnissen und Erlebnisberichten. Du kannst ihn abändern und an deine individuellen Vorlieben und Belange anpassen, wie du willst!

Dein Fasten-Plan für die 16:8-Methode

Letzte Mahlzeit am Vortag:
Abendessen deiner Wahl um 18.00 Uhr beendet. Anschließend nur noch Wasser, Mineralwasser, Tee (Kräutertee)

Frühstück
10.00 Uhr Frühstück deiner Wahl.
Beispiel für ein **eiweißreiches Frühstück**: Spiegelei mit BakedBeans.

Beispiel für ein **kohlenhydratreiches Frühstück**: Brötchen mit Marmelade oder ein leckeres Müsli mit Obst.

Geeignete Getränke zum Frühstück: Tee oder Kaffee. Gerne auch Kräutertee (z. B. mit Ingwer).

Mittagessen & Dessert

Mittagessen deiner Wahl um 14.00 Uhr beendet.

Beispiel: Hähnchen mit Reis und Gemüse.

Als Dessert Kaffee mit einem Stück Kuchen.

Zwischendurch Workout / Snack

Kurz vor der letzten Mahlzeit um 18.00 Uhr wäre eine sportliche Aktivität empfehlenswert. Vielleicht ein Workout, aber auch etwa 30 Minuten Joggen.

Zwischendurch kannst du ein wenig Obst, Gemüse oder Nüsse zu dir nehmen. Aber nicht zu viel, da Nüsse kalorienreich sind und Obst den Zuckerspiegel in die Höhe treibt.

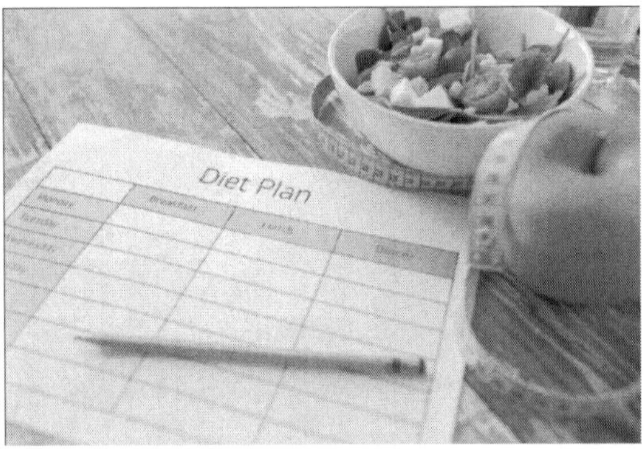

Abendessen

Du solltest rechtzeitig mit der Zubereitung des Abendessens beginnen, damit du nicht hetzen musst, um pünktlich 18.00 fertig zu sein. Plane mindestens 15 bis 20 Minuten für das Essen selbst ein.

Essen kannst du, was die beliebt. Da man seinem Körper aber zum

Abend hin keinen unnötigen Insulinschub mehr geben will, ist eine Low-Carb-Mahlzeit zu empfehlen.

Fastenperiode

Nach 18.00 Uhr beginnt deine 16-stündige Fastenperiode bis 10.00 Uhr morgens.

Wenn du Durst hast, kannst du Wasser, schwarzen oder grünen Tee, Kräutertee und Kaffee ungesüßt und ohne Milch trinken. Keine stark zuckerhaltigen Getränke wie z. B. Coca-Cola, etc.

Es besteht natürlich die Möglichkeit, die Fastenperiode um weitere zwei Stunden zu verlängern, wenn du mit der 16:8-Methode gut klarkommst und du das Gefühl hast, „*mehr*“ machen zu wollen.

Dann würdest du mit der 18:6-Methode arbeiten. Es kann dennoch sein, dass dir diese Methode zu anstrengend wird, sodass du lieber wieder auf die 16:8-Methode zurückschaltest.

Das ist ganz dir überlassen. Oder du entscheidest dich, die 18:6-Methode vielleicht einmal pro Monat durchzuführen, um dein Fasten ein wenig abwechslungsreicher zu gestalten.

Egal, wie du es auch tust, entscheidend dabei ist nur, dass das Intervallfasten für dich nicht zu einer Belastung oder sogar zu einer Qual wird und du dich jeden Abend nach 18.00 Uhr vor der folgenden Fastenperiode am nächsten Morgen gruselst.

Am besten ist es, wenn alles so natürlich abläuft, dass du noch nicht einmal mehr daran denkst, dass du gerade fastest.

Die 20:4-Methode (Warrior Diät)

Nachdem hier bereits die gängigsten Methoden des Intervallfastens erläutert wurden, bedarf es bei dieser Methode nicht mehr allzu vieler Worte. Die Stellschraube deiner Fastenperiode wird hier nochmal um weitere zwei Stunden angezogen.

Das bedeutet: eine Fastenperiode von 20 Stunden und eine Periode der Nahrungsaufnahme von vier Stunden. Diese Methode wird auch Warrior Diät genannt, was übersetzt „*Krieger-Diät*“ bedeutet.

Warum wird sie so genannt?

Die Warrior Diät ist eine besonders extreme Form des Intervallfastens, die von **OriHofmekler** entwickelt wurde. Sie wird gerne als der schnelle unkonventionelle

Weg zum Sixpack oder der Ernährungsstil für harte Hunde und Kriegerseelen bezeichnet.

Diese Form des Intervallfastens sieht vor, dass man tagsüber gar nichts oder nur kleine Snacks isst und abends dafür eine große und volle Mahlzeit zu sich nimmt, bei der man sich auch nicht mit den Kalorien zurückhalten muss. Die Snacks, die man tagsüber zu sich nimmt, sollten idealerweise aus Rohkost, d.h. Obst, Gemüse und wenigen Nüssen bestehen.

Man kann aber auch z. B. ein kleines Proteinshake trinken. Eine der Voraussetzungen bei dieser Methode ist allerdings, dass man einen gesunden Instinkt dafür besitzt, was man abends am besten isst. Das bedeutet, dass man natürlich einen großen Bogen machen sollte um allzu süße Speisen, Kartoffel-Chips, etc.

Der Erfinder der Warrior Diät OriHofmekler geht bei der Begründung für seine 20:4-Fasten-Variante auf das Leben unserer steinzeitlichen Urahnen zurück. Er behauptet, dass der Urmensch tagsüber so sehr mit Jagen und Sammeln ausgelastet war, dass er erst abends Zeit hatte, sich intensiv der Nahrungsaufnahme zu widmen.

Am Tag nur wenig oder nichts und am Abend dagegen üppig und ausgiebig zu essen, würde unserem Biorhythmus und auch unseren Ur-Instinkten sehr entgegen kommen, so OriHofmekler.

Die Warrior Diät kommt damit sehr der sogenannten *„Paläo-Diät“* nahe, die vorschreibt, dass man auf gewisse Nahrungsmittel, die einzig der Industriegesellschaft entstammen, vollkommen verzichtet. Dabei kann es dann aber zu merkwürdig anmutenden Lebensmittelkombinationen wie z. B. Steak mit Beeren kommen.

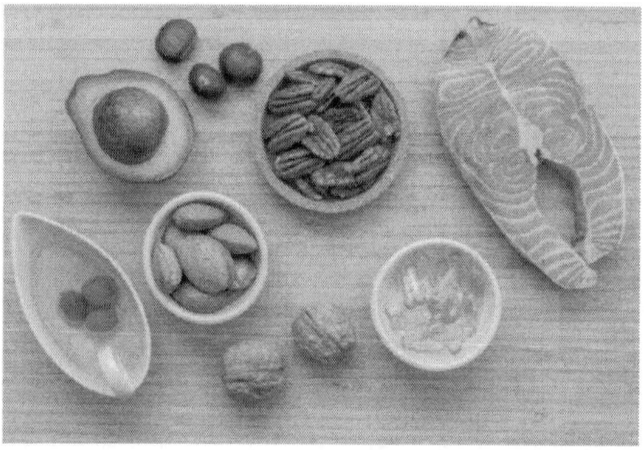

Wenn du andere Intervallfasten-Methoden schon kennst und dich für die Warrior Diät entscheidest oder dich vielleicht gleich für diese Variante entscheidest, weil sie deinem persönlichen Lebenswandel entgegenkommt, sollte dein Abendessen allerdings alle existenten Nährstoffgruppen enthalten: **Proteine**, **Fette**, **Kohlenhydrate** und Gemüse.

OriHofmekler ist der Ansicht, dass man tagsüber dagegen immer ein gewisses Hungergefühl haben sollte, so wie es auch unsere Urahnen gehabt haben müssen.

Wer Sport treibt, sollte das natürlich immer vor der Hauptmahlzeit des Tages, dem Abendessen, tun. Bei der Warrior Diät nimmt die sportliche Aktivität übrigens dieselbe Funktion ein wie das Jagen und Sammeln bei unseren Vorfahren.

Ein Nachteil der Warrior Diät ist es, mit nur „*einer*“ Mahlzeit am Tag den Bedarf an allen wichtigen Nährstoffen gleichzeitig zu decken. Du musst dir also genau Gedanken darüber machen, was welche Nahrungsmittel du abends in welcher Menge zu dir nimmst.

Anderenfalls kann es passieren, dass sich nach einer Weile gewisse Mangelerscheinungen einstellen. Natürlich ist es auch so, dass sich nicht jeder Mensch nach einem üppigen Abendessen im Magen so wohl fühlt.

Ganz im Gegenteil kann es durch die heruntergefahrene Verdauungstätigkeit der Organe in den Abendstunden zu Schlafstörungen durch Völlegefühl kommen.

Wer allerdings damit keine Probleme hat, für den ist die Warrior Diät gut geeignet.

Die Warrior Diät von OriHofmekler macht physiologisch gesehen sehr viel Sinn, denn vom Vormittag bis in die Mittagszeit hinein sind die Körperaktivitäten primär auf Reinigungs- und Ausscheidungsprozesse ausgerichtet. Das Fasten am Tag unterstützt somit den Körper bei diesen lebenswichtigen Prozessen.

Allerdings ist es empfehlenswert, die Hauptmahlzeit des Tages ein bis drei Stunden vor dem Schlafengehen einzunehmen, um damit einem etwaigen Völlegefühl und einer verminderten **HGH-Produktion** während der Nacht entgegenzuwirken.

Hier sollte die Regel beherzigt werden: Je üppiger das Mahl ausfällt, umso größer sollte der zeitliche Abstand zum Schlafengehen sein.

Mini Fasten-Kuren

Schluss dieser Darstellung der gängigsten Intervallfasten-Methoden seien noch kurz die sogenannten Mini-Fasten-Kuren angesprochen. Entscheidest du dich für eine solche Kur, musst du wissen, dass du bis zu **72 Stunden** hintereinander keine Nahrung zu dir nehmen darfst. Trinken dagegen ist erlaubt. Idealerweise sind das kalorienhaltige Getränke deiner Wahl.

Zum Schluss dieser Darstellung der gängigsten Intervallfasten-Methoden seien noch kurz die sogenannten Mini-Fasten-Kuren angesprochen. Entscheidest du dich für eine solche Kur, musst du wissen, dass du bis zu 72 Stunden hintereinander keine Nahrung zu dir nehmen darfst. Trinken dagegen ist erlaubt. Idealerweise sind das kalorienhaltige Getränke deiner Wahl.

Sicherlich kann man auch frisch gepresste Fruchtsäfte zu sich nehmen, doch empfehlenswerter sind Wasser oder Tee. Fruchtsäfte sind säurehaltig und können einem leeren Magen zusetzen und Unwohlsein hervorrufen.

Vergleicht man diese Mini-Kuren mit klassischen Fastenkuren, die bis zu zehn Tage dauern können, liegt ihr Vorteil klar darin, dass sie ohne jegliche Vorbereitung durchführbar sind.

Erst wenn man länger als drei Tage fastet, schaltet das Verdauungssystem des Menschen in eine Art **Ruhezustand** um, sodass eine ausgewogene, regelmäßige Nahrungsaufnahme während der Kur und eine schonende Kost danach empfehlenswert sind.

Wer es mag, kann eine Mini-Fasten-Kur einmal im Monat durchführen und damit seinen Körper auf sanfte, aber effektive Weise entschlacken.

Allerdings solltest du dich erst dann, wenn dir Vollfastentage keine Probleme mehr bereiten, dazu entscheiden, zwei oder drei Tage lang hintereinander zu fasten. Wenn du eher ein schlanker Typ bist und du nicht unnötig viel Gewicht verlieren willst, sind kürzere Fasten-Intervalle von 42 bis 72 Stunden eine geeignete Alternative zu längeren Fasten-Kuren.

Medizinischer Faktencheck

Intervallfasten oder „*intermittierendes*“ Essen wirkt sich auf eine ganze Reihe von Prozessen in deinem Körper positiv aus.

Hard Facts: Entgiftung und Stoffwechsel

Besonders hervorzuheben ist die Auswirkung des Fastens auf deine Zellen, mit anderen Worten: Intervallfasten schützt deine Zellen vor krankhaften Veränderungen, unterstützt dein gesamtes Immunsystem und aktiviert gleichzeitig wichtige körpereigene Reparaturmechanismen.

Hast du 10 oder 12 Stunden keine Nahrung zu dir genommen beginnt die körpereigene *„Müllabfuhr“* mit ihrer Arbeit. So können die Zellen in der Fastenperiode alle möglichen Zellschädigungen ausbessern, indem die Zellbestandteile, die sich verändert haben, *„auffressen“*. Diesen Prozess nennt man *„Autophagie“*.

Es gibt zahlreiche Studien dazu, die allesamt belegen, dass auch deine Blutwerte von diesen Zellaktivitäten profitieren. Zudem wird die Entzündungsbereitschaft deines Körpers erheblich gesenkt, denn Entzündungen und Übergewicht hängen kausal zusammen.

Der Grund dafür liegt darin, dass das Fett in deinem Körper entzündliche Hormone produzieren, die z. B. bewirken können, dass eine bereits vorhandene Autoimmunerkrankung gefördert wird oder aber nicht abklingen kann. Die Folge davon ist, dass das Immunsystem permanent auf Hochtouren arbeitet, was inneren Stress produziert, der sich wiederum auf vielfältige Weise negativ manifestieren kann.

Wenn du über das Intervallfasten weniger Nahrung zu dir nimmst, greifst du damit in den Stoffwechsel ein. Körpereigene Hormonsysteme, die für die Regulierung von Hunger- oder Sättigungsgefühl verantwortlich sind, weisen die Tendenz auf, bei regelmäßigem Essen chronisch zu übersteuern.

Ein **Beispiel** ist das Insulin. Sind wir permanent am Essen, zieht der Körper seine Energie aus den Kohlenhydraten, die in Zucker umgewandelt werden. Als Reaktion auf das Ansteigen des Blutzuckerspiegels schüttet die Bauchspeicheldrüse Insulin aus, was dafür sorgt, dass Glukose in die Zellen gelangt und dort eingespeichert wird.

Zwar sinkt der Blutzuckerspiegel nach der Insulinausschüttung wieder ab, dennoch aber kann man von plötzlichen Heißhungerattacken heimgesucht werden, wenn diese hormonelle Achterbahnfahrt stark ausgeprägt ist. Fachleute sprechen dabei von einer *„Insulinresistenz"*, d.h. einer *„Vorstufe von Diabetes"*.

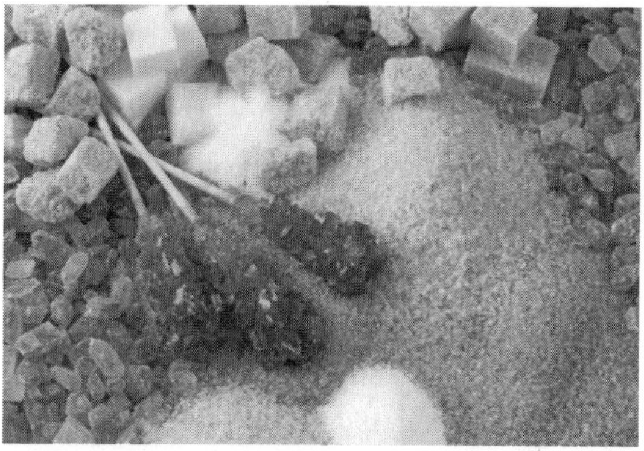

Hohe Blutzucker- und Insulinwerte haben bekanntlich sehr negative Auswirkungen auf unsere Gesundheit. Ein zu hoher

Blutzuckerspiegel wird unter anderem mit Akne, Krebs, Hormonstörungen und Depressionen in Verbindung gebracht.

Man kann grundsätzlich sagen: Zu viel oder zu wenig ist immer schlecht.

Wenn du allerdings diszipliniert Fastenperioden einlegst, kannst du das System, sollte es unausgewogen sein, wieder ins Lot bringen. Auch wird die Empfindlichkeit der Zellen gegenüber dem Insulin erhöht, was zu Diabetes führen kann.

Die Insulinausschüttung hat noch eine andere Folge: Sie signalisiert dem Körper, dass ausreichend Energie zugeführt wird und er seine Energiereserven nicht anzapfen muss, was dazu führt, dass der lebenswichtige Selbstreinigungsprozess der „*Autophagie*“ gehemmt wird.

Die Autophagie bewirkt, dass der Körper durch die Verwertung beschädigter Zellbestandteile, wie z. B. defekte Zellorganellen, Energie gewinnt. So dient die körpereigene Entgiftung, die Beseitigung von „Zellschrott", der alle möglichen Krankheiten verursachen kann, einer Körpererneuerung.

Der Biophysiker **Thomas Finkenstädt** beurteilt die *„Autophagozytose"* bzw. den zellulären *„Entschlackungs- bzw. Entgiftungsmechanismus"* unseres Körpers wie folgt:

„Die Autophagozytose ist einer der Hauptgemmprozesse degenerativer Krankheiten wie Krebs, Alzheimer und Herz-Kreislauferkrankungen".

Fasten gewährleistet, dass dieser Prozess nicht gestört oder gehemmt wird. Außerdem bringt es den Körper dazu, die eingespeicherten Fettreserven in sogenannte „*Ketonkörper*" umzuwandeln und zur weiteren Energiegewinnung zu nutzen. Auf diese Weise wird auch eine Fettleber abgebaut.

Natürlich hängt die effektive Funktionsweise des Intervallfastens mit der jeweiligen Fasten-Methode zusammen. Hierbei gibt es Unterschiede. Wer sich z. B. Entschließt 18 Stunden zu fasten und nur 6 Tage Nahrung zu sich zu nehmen, erhöht die positiven Effekte des Intervallfastens.

Prof. Dr. Frank Madeo von der Universität Graz und einer der führenden Fasten-Experten überhaupt, berichtet in einem Fokus-Interview, dass der Prozess der Zellerneuerung oder „*Autophagie*" erst etwa 14 bis 16 Stunden nach der letzten Mahlzeit in Gang gesetzt würde. Das bedeutet, dass die Essensperiode bei einigen Fasten-Methoden mit diesem Prozess gewissermaßen „*kollidieren*“ würde.

Aus diesem Grund gibt es Stimmen die betonen, dass die 18:6-Methode noch wirkungsvoller als die 16:8-Methode sei, da sie unserem Körper noch weitere zwei Stunden Zeit im Entsorgungs- und Verjüngungsmodus gönnen würde. Allerdings ist hier auch Vorsicht geboten.

Individuelle Faktoren sollten auf alle Fälle beachtet werden: Solltest du in einem relativ schlechten oder labilen Gesundheitszustand sein, wenig körperlich oder mental belastbar sein, kann es zu Schwierigkeiten bei der Umsetzung der 18:6-Methode kommen.

Aber auch das individuelle Neurotransmitterprofil und die Persönlichkeitsstruktur spielen eine wichtige Rolle bei der Entscheidung, sich auf diese Methode einzulassen oder nicht.

Besonders Menschen mit hohem Blutdruck werden das gerne hören: Intervallfasten senkt nachweislich den Blutdruck. Natürlich kann und sollte man nicht erwarten, dass das von heute auf morgen passiert. Man muss schon ein wenig Geduld haben. Aber im Laufe eines Intervallfastens pendelt sich der Blutdruck bei vielen Menschen wieder im Normalbereich ein.

Sowohl Diabetes Typ 2 als auch Bluthochdruck sind oft Folgen von Übergewicht. In einer „*Mäusestudie*“ des Deutschen Instituts für Ernährungsforschung (Dife) konnte festgestellt werden, dass durch Intervallfasten Diabetes bei Nagern verhindert werden kann.

Da Mensch und Maus sich zumindest genetisch und in Hinblick auf den Fett- und **Glukosestoffwechsel** ähneln, werden die Ergebnisse als vielversprechend bezeichnet. Aber auch bei Entzündungskrankheiten wie Rheuma, Multipler Sklerose, chronischen Schmerzen oder Demenz erweist sich Fasten als hilfreich.

Da du während des Intervallfastens deine Blutzucker- und Insulinwerte verminderst, begünstigst du gleichzeitig auch die Bildung von sogenannten *„protektiven"* Proteinen und **antioxidativen Enzymen**. Beides ist notwendig, um mit Stress umgehen zu können.

„Intermittierendes" Essen aktiviert und fördert auch die Ausschüttung von neurotrophen Faktoren. Das sind Proteine, die im zentralen Nervensystem ausgeschüttet werden und die Kontrolle über das Wachs-

tum, Gesundheit und Qualität von neu produzierten Nervenzellen übernehmen.

Soft Facts: Verbessere deine Lebensqualität

Die positiven Folgen des Intervallfastens beschränken sich nicht nur auf die beschriebenen medizinischen „*Hard Facts*". Es geht auch um dein subjektives Wohlbefinden.

Grundsätzlich ist festzuhalten:

Da das Intervallfasten die Bildung neuer Nervenzellen im Gehirn anregt, kannst du über diese Ernährungsform geistig fit und aktiv bleiben. Das ist besonders für ältere Menschen sehr wichtig.

Es gibt viele Erfahrungsberichte, in denen immer wieder davon berichtet wird, dass sich nach einiger Zeit des Intervallfastens eine Stärkung des Selbstbewusstseins einsetzt. Auch die Motivation für Alltag oder Job sollen gesteigert werden. Mancher spricht sogar davon, über sich hinauszuwachsen.

Auf alle Fälle sind die Menschen, die nicht nur erfolgreich abnehmen, sondern auch dauerhaft für ihre Gesundheit etwas Nachhaltiges tun, stolz auf die Erfolge ihres Selbstexperiments. Und dieses Gefühl strahlt nach außen und schafft bessere Laune.

Du fühlst dich leichter und natürlich, energetischer und leistungsfähiger. Und das gilt für dein Privatleben wie für deinen Beruf. Und dabei geht das alles ohne Medikamente, ohne Chemie. Ganz im Gegenteil, du widmest dich dir selbst und den Prozessen in deinem Körper auf natürliche Weise. Dadurch beugst du etwaigen Krankheiten vor.

„*Natürlichkeit*" ist das Stichwort:

Unser natürlicher Rhythmus gibt uns vor, am Tag Nahrung zu uns zu nehmen und in der Nacht zu schlafen. Es ist darum nur verständlich, dass Snacks oder gar Mahlzeiten spät am Abend oder nachts unsere innere Uhr vollkommen durcheinander bringen.

Beim Intervallfasten gibst du dir und deinem Körper die Möglichkeit, natürlich sein zu können oder deinen Körper wieder in das notwendige Gleichgewicht zu bringen. Je länger die nächtliche Fastenperiode dauert, desto besser für dich.

Studien haben ergeben, dass Menschen, die **wenig schlafen**, **mehr Hunger** haben und schneller an Gewicht zulegen. Der Grund dafür ist das Appetithormon Ghrelin, das angeregt wird und dein Hungergefühl verursacht.

Auf einen Blick: Die Vorteile des Intervallfastens

Intervallfasten liefert dir eine Reihe gesundheitlicher Vorteile ohne die Einnahme von Medikamenten. Hier nochmal eine kurze Übersicht über die Vorteile des Intervallfastens:

Der Körper bekommt Zeit sich zu erholen
Es werden mehr Wachstumshormone zur Zellreparatur- und Zellerneuerung ausgeschüttet
Der Stoffwechsel wird verbessert
Das Immunsystem wird gestärkt
Besserer Schlaf
Mehr Agilität, weniger Müdigkeit
Hautalterungen werden gestoppt, Anti-Aging-Gene werde aktiviert
Die Körperzellen entgiften und reinigen

sich selbst. Der Prozess der Autophagie wird durch das Fasten ausgelöst.

Optimierung des Cholesterinspiegels (weniger LDL, dafür mehr HDL)

Optimierung der Blutfette

Senkung des Blutdrucks

Abnehmen durch Verlust von Körperfett, nicht durch Verlust von Wasser oder Muskelmasse

Arthrose kann verhindert werden

Allgemein bessere Heilung von Entzündungskrankheiten

Krebs kann verhindert werden

Diabetes Typ 2 kann verhindert oder sogar rückgängig gemacht werden

Hashimoto-Patienten können trotz Schilddrüsenunterfunktion abnehmen

Vorsicht vor Fehlern beim Intervallfasten!

Der häufigste Fehler tritt beim Trinken auf. Es wird gesagt, du darfst Tee trinken. Ok, du machst dir also einen Tee, vielleicht sogar einen Ingwertee mit Honig. Stopp! Hier liegt auch schon der Fehler.

Durch den Honig nämlich wird der erwünschte Fasten-Effekt zunichte gemacht. Tee ohne Honig oder Zucker ist dagegen die richtige Wahl. Bei den nachstehenden Getränken sollte man in der Fasten-Pause auf alle Fälle verzichten:

Tee mit Honig (oder Zucker)
Kaffee mit Milch
Espresso, auch mit wenig Zucker

Fruchtsäfte

Softdrinks wie z. B. Coca-Cola, etc.

Wasser mit Zitrone

Alkohol

Auf die folgenden Getränke sollte man sich in der Fastenperiode beschränken:

Wasser (mit oder ohne Kohlensäure)

Ingwertee

Grüner Tee

Schwarzer Tee

Kaffee/Espresso

Matcha-Tee

Athletic Greens

Bulletproof Coffee

Warmes Wasser mit Zitrone

In einer weiteren Aufstellung findest du die häufigsten Fehler beim Intervallfasten.

Folgende Verhaltensregeln solltest du also beachten:

Erstelle deinen persönlichen Fasten-Plan!

Erstelle unbedingt einen persönlichen Fasten-Plan. Wer einfach wild darauf los fastet, fastet oft am Ziel vorbei. Das kann bedeuten, dass du zu wenig oder zu viel zu dir nimmst oder aber keine regelmäßigen Fastenperioden einhältst.

Erstelle einen Fasten-Plan, der auch durchführbar ist. Es hat keinen Sinn einen Plan zu erstellen, den du nur zwei- oder dreimal pro Woche auch durchhalten kannst.

Ernähre dich eiweiß- und ballaststoffreich!

Stürze dich nicht mit Heißhunger auf ungesunde Lebensmittel, die deiner Absicht abzunehmen entgegenwirken. Wenn du dich mit eiweißreichen und ballaststoffreichen Speisen gesund ernährst, wirst du auch keine Heißhungerattacken erleben.

Nicht hungern!

Sei nicht übereifrig und iss nicht zu wenig. Während deines Essensfensters darfst du gut und ausreichend essen. Falls du extremen Hunger hast, solltest du alles nochmal überprüfen. Dann läuft nämlich was falsch. Kurzzeitfasten sollte dein Kaloriendefizit nicht in den Keller treiben.

Hüte dich vor zu viel Kaffee!

Intervallfasten und Kaffee werden gerne

kombiniert, auch weil man lesen kann, dass Kaffee erlaubt ist. Zudem wirkt Kaffee als Appetitzügler, scheint deiner Absicht weniger zu essen, also gelegen zu kommen.

Auch kurbelt Koffein die Fettverbrennung in deinem Körper an. Doch auf nüchternen Magen kann Koffein eine stärkere Wirkung entfalten als gewohnt. Das führt dazu, dass dein Körper mehr Adrenalin produziert und dadurch wiederum mehr Insulin ausgeschüttet wird, was deinem Körper extrem viel Energie kostet.

Mehr als 2 bis 3 Tassen Kaffee täglich sollten es nicht sein. Es ist besser, nach der zweiten Tasse Kaffee auf Tee umzuschalten. Davon kannst du so viel trinken, wie dir beliebt.

Achte auf dein Mealtiming!

Nimm die großen Mahlzeiten zu vernünftigen Zeiten ein. Wenn du um 10.00 morgens mit einem großen Frühstück beginnst, um 13.00 ein schweres Mittagessen zu dir nimmst, fällst du mit Sicherheit nachmittags in ein „*Energietief*".

Die Folge ist, du wirst müde und musst dann am Abend nochmal ein schweres Mahl zu dir nehmen. Das ist zu viel. Lieber morgens um 10.00 etwas Leichtes essen, was aber gut sättigt. Dann um 14.00 Uhr ein Mittagessen, das reichlich, aber nicht übertrieben sein sollte.

Wenn du satt bist, nicht weiter essen, nur weil noch etwas auf dem Teller liegt. Das Abendessen kann dann wieder etwas größer ausfallen. Es sollte *Low-Carb*, eiweißreich und ballaststoffreich sein.

Wer sollte auf Intervallfasten verzichten?

Leider gibt es auch Menschen oder Risikogruppen, für die das Intervallfasten keine ideale Ernährungsform darstellt.

Informiere dich darüber, bevor du dich für die eine oder andere Methode entscheidest, damit du später keine schlechten Überraschungen mit deiner Gesundheit erlebst.

Schwangere und stillende Mütter

Diabetiker

Kinder

Senioren (nur in Absprache mit dem Arzt)

Personen, die medikamentös behandelt werden

Personen mit Essstörungen wie Anorexie oder Bulimie

Personen mit Untergewicht

Personen mit niedrigem Blutdruck

Bonus: Die wichtige Frage der Entgiftung

Intervallfasten dient nicht nur der Gewichtsabnahme und deinem allgemeinen Wohlbefinden, sondern es dient auch der Entschlackung oder Reinigung des Organismus von schädlichen Stoffen, bei der es sehr wahrscheinlich zu Nebenwirkungen bzw. Entgiftungssymptomen kommt. Darauf muss man vorbereitet sein.

Schulmediziner grenzen den Begriff des „*Gifts*" sehr ein und zwar auf mehr oder weniger „*akut*" wirksame Stoffe, die durch Leber oder Nieren abgebaut oder ausgeschieden werden. Wenn dies nicht der Fall ist, wenn diese Prozesse also gestört sind, leidet man unter „*akuten*" Vergiftungssymptomen.

Bei dieser Betrachtungsweise wird allerdings etwas vernachlässigt: der Aspekt der giftig wirkenden Stoffe, die sich in unserem Körper ansammeln und dort verbleiben.

Ausgehend von dieser einschränkenden Definition von *„Gift“* und *„Vergiftung“* gibt es für die Schulmedizin auch keine Entschlackung. Dass es allerdings unerwünschte Stoffe im Organismus gibt, die sich auch an bestimmten Stellen unseres Körpers festsetzen, d. h. hauptsächlich im Fettgewebe, wird aber zunehmend akzeptiert.

Diese Einlagerung oder Einspeicherung findet immer dann statt, wenn Leber und Nieren nicht mehr in der Lage sind, die Stoffe abzubauen bzw. auszuscheiden.

Hierbei wählt der Organismus das klar

kleinere Übel: Statt lebenswichtige Organe mit den schädlichen Stoffen zu belasten, speichert er diese im Fettgewebe ab. Jedoch nicht zur Freude seines Besitzers! Mit der Einlagerung bleiben diese Schadstoffe zwar potenziell erhalten, richten aber keinen Schaden mehr an.

Das ist es, worum es unserem Körper geht. Wenn der Besitzer dieser potenziellen Schadstoffe in seinem Fettgewebe nun versucht, diese Stoffe loszuwerden, kann es zu Problemen kommen. Dafür entscheidet man sich dann für eine Diät oder aber idealerweise für das Intervallfasten.

Beim Fasten werden die Fetteinlagerungen aufgelöst. Das Gift wird mit anderen Worten freigesetzt. Dieser Prozess, den der Körper eigentlich verhindern wollte, wird durch seinen Besitzer in Gang gebracht und führt nicht nur zu Leber- und Nierenschäden, sondern auch zu anderen Organschädigungen.

Und jede Schädigung hat ihre Symptome, die sogenannten „*Entgiftungssymptome*“.

Dabei gilt die Regel:

Je stärker die Symptome, desto belasteter sind die Organe!

Die auftretenden Entgiftungssymptome lassen sich in zwei Kategorien unterteilen: Typische Symptome einer „*unkontrollierten*“ Entgiftung sind:

Müdigkeit, Abgeschlagenheit

Frieren

Schlechte Konzentrationsfähigkeit

Sehr geringe körperliche und geistige Ausdauer

Unsaubere Hautalterungen

Belegte Zunge

Mundgeruch

Gewichtsabnahme

Körpergeruch

Niedriger Blutdruck

Verschleimungen

Gelbliche Haut und Augenfarbe

Kalte Hände und/oder Füße

Haarausfall

Menstruationsprobleme bei Frauen

Infektionsanfälligkeit

Depressivität

Hoher Schlafbedarf

Diese Symptome können unterschiedlich intensiv auftreten und beruhen auf einem Ungleichgewicht von durch die Entschlackung freigesetzten Gifte einerseits und den Entgiftungskapazitäten von Leber und Nieren andererseits. Ein erheblicher Teil der Entgiftung geht über die Haut und die Zunge des Menschen vonstatten.

Bei einer *„kontrollierten"* Entgiftung sind die Symptome eher *„sanft"* und fallen nicht so stark und aggressiv aus wie bei der ersten Kategorie. Hier erfolgt die Freisetzung der abgelagerten Gifte verzögert. Mit folgenden Symptomen, die allerdings nach wenigen Tagen schon abklingen, ist zu rechnen:

Müdigkeit bis zu völliger Erschöpfung

Herzrasen, Tachykardien

Übelkeit und/oder Erbrechen

Starke Menstruation bei Frauen (auch außerhalb des Zyklus)

Nachdem wir uns in diesem Bonus-Kapitel mit dem Thema „*Entgiftung*" näher auseinandergesetzt haben, komme ich im nachfolgenden Kapitel nun zum Fazit und meiner persönlichen Empfehlung für dich!

Fazit & meine persönliche Empfehlung

Lieber Leser, liebe Leserin, in diesem Ratgeber haben wir uns das Thema „*Intervallfasten*“ näher angeschaut.

Das Intervallfasten hat in den letzten Jahren sehr stark an Bedeutung gewonnen und wird auch in Zukunft immer mehr Anhänger finden. Die Gründe dafür habe ich dir in diesem Ratgeber ausführlich dargestellt.

Wichtig ist, dass du das Intervallfasten nicht als eine neue Diät betrachtest, sondern als eine **Ernährungsform**, welche sich auf deinen Alltag und deine Gesundheit gleich in mehrfacher Hinsicht sehr positiv auswirken kann. So lässt sich das

Intervallfasten z. B. sehr einfach umsetzen und flexibel in deinen persönlichen Alltag integrieren. Je nachdem welche Methode du anwendest, kann es schon ausreichen auf eine Mahlzeit zu verzichten.

Weiterhin ist es eine sehr effiziente Ernährungsweise, die uns vor allem in den Fastenphasen etwas schenkt, was in unserer schnelllebigen und stressigen Welt immer seltener wird: Zeit. Wir gewinnen Zeit, die wir für andere Dinge nutzen können. Zeit, in der Körper und Geist die Möglichkeit bekommen zu ruhen und Energie zu tanken. In der Zeit, in der wir dann tatsächlich essen „*dürfen*", werden wir das Essen wieder viel bewusster wahrnehmen und mehr genießen.

Nicht zuletzt bietet das Intervallfasten uns auch bei den Themen Abnehmen & Gesundheit enorm viele Vorteile und ist den meisten Schnell-Abnehm-Diäten um Längen voraus. Gerade solche Diäten führen nämlich aufgrund schwieriger Umsetzung oder einer zu einseitigen Ernährung häufig dazu, dass man nach relativ kurzer Zeit das verlorene Gewicht wieder zunimmt (JOJO-Effekt).

Genau an dieser Stelle setzt das Intervallfasten an: Es verbietet dir keine Lebensmittel und reduziert somit deutlich das Risiko von Heißhunger-Attacken.

Gleichzeitig reduziert es vor allem in den Fastenphasen deinen Insulinspiegel, vermehrt die Produktion von Wachstumshormonen und erhöht somit die Stoffwechselaktivitäten in deinem Körper. All das verbessert nachhaltig die Fettverbrennung in unserem Körper.

Das heißt, auf der einen Seite erhöhen wir unseren Kalorienverbrauch und unsere Fettverbrennung, auf der anderen Seite nehmen wir durch die kürzeren Essensphasen insgesamt auch weniger Kalorien zu uns. Ein echter Segen für unser Ziel Fett abzubauen und schnell und dauerhaft abzunehmen.

Bei all den positiven Auswirkungen auf deinen Alltag, deine Gesundheit und dein Ziel schnell abzunehmen möchte ich dir abschließend dennoch etwas ehr Wichtiges mit auf den Weg geben: *Was hilft die beste Ernährungsform, wenn die von dir zugeführten Lebensmittel letztlich die gleichen bleiben?*

Ernährst du dich also langfristig weiterhin von stark verarbeiteten Lebensmitteln, welche zahlreiche Kalorien und Unmengen von künstlichen Zusätzen enthalten, wirst du trotz des Intervallfastens deiner Gesundheit keinen nachhaltigen Gefallen tun. Nutze insofern das Intervallfasten zum Umdenken.

Versuche nicht nur gezielte Fastenphasen einzubauen, die dir und deiner Gesundheit gut tun, sondern nutze die Gelegenheit dazu, deine Ernährung langfristig umzustellen, ein aktiveres Leben zu führen und damit insgesamt einen gesünderen Lebensstil zu pflegen.

Zu guter Letzt möchte ich mir nicht nehmen lassen, dir von Herzen dafür zu danken, dass du dir die Zeit genommen hast, um meinen Ratgeber zu lesen. Ich hoffe, du kannst etwas für dich mitnehmen. Und wenn es nur ein paar Ideen und Anregungen sind, die dir dabei helfen dein Leben nach deinen eigenen Wünschen und Vorstellungen zu gestalten.

Ich möchte dir zuletzt noch etwas sehr Wichtiges mit auf den Weg geben:

Glaube an dich und daran, dass du es schaffen kannst. Auch ich war noch vor wenigen Jahren in der gleichen Situation. Aber ich habe fest daran geglaubt und habe es infolgedessen geschafft, mein Leben zum Positiven zu verändern.

Daher bin ich zu 100% davon überzeugt und glaube felsenfest daran, dass auch du es schaffen kannst! Ab jetzt liegt es an dir. Wenn auch du solch eine Veränderung in deinem Leben herbeiführen möchtest, triff eine Entscheidung und setze dir klare Ziele.

So kommst du ins Handeln, verlierst niemals deinen **Fokus** aus den Augen und wirst langfristig durchhalten, um all das in deinem Leben zu erreichen, was du dir wünschst.

Ich glaube fest an dich, also glaube auch du an dich!

Zuletzt möchte ich dir dennoch ein tolles Zitat von Tony Robbins, einem meiner Mentoren, vorstellen:

„Ich bin im Laufe der Zeit zu einer Überzeugung gelangt, dir mir in extrem harten Zeiten sehr weitergeholfen hat: Was Gott uns nicht gleich gewährt hat, muss ER uns nicht zwangsläufig auf immer und ewig verwehren. Was kurzfristig unrealisierbar erscheint, lässt sich langfristig unter Umständen durchaus verwirklichen, sofern

man über Beharrlichkeit verfügt. Um Erfolg zu haben, müssen wir uns dazu zwingen, stets langfristig zu denken.“ **(Tony Robbins – Das Robbins Power Prinzip: Befreie die innere Kraft)**

Ich kann dir das Buch **Das Robbins Power Prinzip: Befreie die innere Kraft** wirklich nur ans Herz legen. Es hat mir persönlich vor allem dabei weitergeholfen, klare Entscheidungen in meinem Leben zu treffen und meine Gewohnheiten zum Positiven zu verändern.

Lieber Leser, liebe Leserin, mit diesem schönen Zitat möchte ich nun diesen Ratgeber beenden und hoffe, dass du neue Erkenntnisse gewinnen konntest und viel Freude beim Lesen hattest.

Ich habe mir die größte Mühe beim Schreiben gegeben und würde mich sehr freuen, dich in Zukunft in weiteren Ratgebern begrüßen zu dürfen.

Dein Ernährungscoach

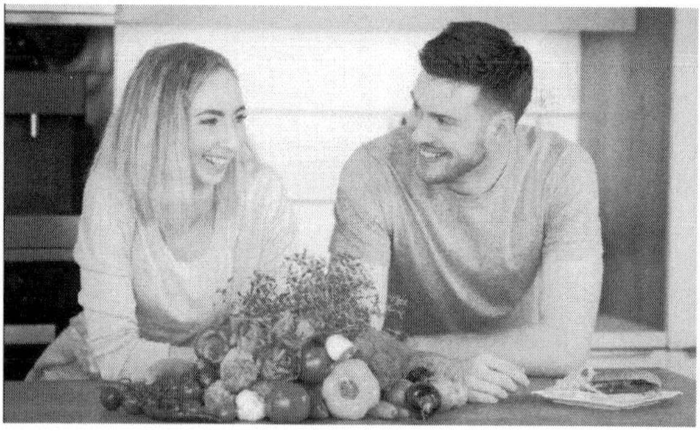

Links im Bild: meine Kollegin Susanne (leidenschaftliche Ernährungswissenschaftlerin)

Literaturverzeichnis

Intervallfasten: Für ein langes Leben - schlank und gesund (Petra Bracht)

The Fast Diet - Das Original: 5 Tage essen, 2 Tage fasten (Dr. Michael Mosley, Mimi Spencer)

The Leangains Method - The Art of Getting Ripped (Martin Berkhan)

Intermittent Fasting: Time to Eat! The 10 Step Beginners Guide Easily Lose ... (Jennifer Faris)

Intermittent Fasting for Beginners: A Simple 21-Day Beginners Guide to Fast ... (ZuwaZvinoera)

The Everything Guide to Intermittent Fasting: Features 5:2, 16/8, and Weekly ... (Lindsay Boyers)

Das Robbins Power Prinzip: Befreie die innere Kraft (Tony Robbins)

Haftungsausschluss

Die Umsetzung aller enthaltenen Informationen, Anleitungen und Strategien dieses Buchs erfolgt auf eigenes Risiko. Für etwaige Schäden jeglicher Art kann der Autor aus keinem Rechtsgrund eine Haftung übernehmen. Für Schäden materieller oder ideeller Art, die durch die Nutzung oder Nichtnutzung der Informationen bzw. durch die Nutzung fehlerhafter und/oder unvollständiger Informationen verursacht wurden, sind Haftungsansprüche gegen den Autor grundsätzlich ausgeschlossen. Ausgeschlossen sind daher auch jegliche Rechts- und Schadensersatzansprüche. Dieses Werk wurde mit größter Sorgfalt nach bestem Wissen und Gewissen erarbeitet und niedergeschrieben. Für die Aktualität, Vollständigkeit und Qualität der Informationen übernimmt der Autor jedoch keinerlei Gewähr. Auch können Druckfehler und Falschinformationen nicht vollständig ausgeschlossen werden. Für fehlerhafte Angaben vom Autor kann keine juristische Verantwortung sowie Haftung in irgendeiner Form übernommen werden.

Urheberrecht

Impressum

1. Auflage

Druckerei: Amazon Media EU S.ár.l., 5 Rue Plaetis, L-2338, Luxembourg

Kontakt:Adem Bayrak, Am Mühlengraben 22, 38440 Wolfsburg, adem.bayrak@gmx.de

Covergestaltung: www.depositphotos.com

48735313R00085

Printed in Poland
by Amazon Fulfillment
Poland Sp. z o.o., Wrocław